贾海忠

中医体悟·父子亲传实录

（第三版）

贾海忠　著

中国中医药出版社
·北京·

图书在版编目（CIP）数据

贾海忠中医体悟：父子亲传实录 / 贾海忠著 . --3 版 . -- 北京：中国中医药
出版社，2019.8

（中医师承学堂）

ISBN 978-7-5132-5557-8

Ⅰ . ①贾⋯　Ⅱ . ①贾⋯　Ⅲ . ①中医学临床—经验—中国—现代

Ⅳ . ① R249.7

中国版本图书馆 CIP 数据核字（2019）第 075706 号

中国中医药出版社出版

北京经济技术开发区科创十三街 31 号院二区 8 号楼

邮政编码　100176

传真　010-64405750

保定市中画美凯印刷有限公司印刷

各地新华书店经销

开本 710×1000　1/16　印张 16.5　字数 242 千字

2019 年 8 月第 3 版　2019 年 8 月第 1 次印刷

书号　ISBN 978 - 7 - 5132 - 5557 - 8

定价　68.00 元

网址　www.cptcm.com

社 长 热 线　010-64405720

购 书 热 线　010-89535836

维 权 打 假　010-64405753

微信服务号　**zgzyycbs**

微商城网址　**https://kdt.im/LIdUGr**

官 方 微 博　**http://e.weibo.com/cptcm**

天猫旗舰店网址　**https://zgzyycbs.tmall.com**

如有印装质量问题请与本社出版部联系（010-64405510）

贾海忠中医体悟出版

志中医之兴

录临证之得

纪念

路志正

三版序言

　　《贾海忠中医体悟·父子亲传实录》,自从 2008 年出版、2010 年再版,至今已有 11 年了。在这 11 年里,该书受到了广大读者的厚爱。在门诊经常有患者拿着书过来看病、请求签字。在多种学术场合,经常有著名的中医专家、爱好中医的其他行业的专家学者、广大的青年中医工作者和在校学生,赞誉本书实在的内容、朴实的语言,兴奋谈论他们自己运用的实效。更有很多媒体转载其中的文章,让非常多的患者直接或间接受益。最让我感动的是其中的经验被一些著名中医临床家编入了他们的著作,对扩大我的临床经验的惠及范围起到了很大的作用。当该书的策划编辑刘观涛先生通知我要出第三版并要求写三版序言时,我非常高兴。我倍感欣慰的是,11 年过去了,当年读北京中医药大学的儿子贾岱琳,如今硕士毕业数年,在我们创建的慈方中医馆通过对我创立的慈方融合医学体系的系统学习和实践,不仅锻炼成长为一位技术成熟的中医师,而且成为了一位优秀的现代化中医医馆管理者。该书与我们正在编辑出版的"慈方中医特效真传书系"一并作为慈方中医馆的必修内容,3 年内已经培养了一百多名弟子,虽然他们的医术正在得到广大患者和同学同行的认可,但我更希望通过惠及更多的中医同道,进一步惠及广大患者,真正实现我们秉持的"慈悲为本、方便为门"的理念。

贾海忠

2019 年 7 月

朱　序

当前党政领导十分重视中医药的继承弘扬工作，多次作出重要批示，我深受鼓舞与激励。

中医同仁除各自做好本职工作外，奋笔撰述，新著叠呈，数量之多，可谓空前盛况，但从质量来说，老生常谈，文献综述，小题大做，言之无物的似乎多了一些，读之徒然浪费时间，甚感乏味；但也不乏佳作，贾海忠同志的《贾海忠中医体悟·父子亲传实录》一书即是一本值得一读的好书。

贾海忠主任医师是一位勤读书、善读书、重实践的中西医兼通的学者，真诚坦率，刻苦钻研，从医近30年来，多有体悟，屡发新论。此书自己提出问题，自己解答问题，娓娓道来，引人入胜。其中对中医基础理论和临床实践方面的体悟，叙述生动，言之有据，验之有效，启发思维，启智开慧，不仅对刚毕业初涉临床的青年中医师有较大的帮助和引导，即使中年中医师读后也将受益匪浅。特别是介绍了他实践创新的一些心得，颇为珍贵，如血瘀的脉象，红绛舌用温热药，淡质舌用活血药，从"点、线、面、体"辨证，心绞痛特效穴，理乱复元汤的创订，辨证使用西药，风神相关论等，均发前人之未发，补今人之未逮，颇值赞赏。

贾君寄来书稿，我粗略浏览一过，认为这是一本值得一读的好书，绝不是因为他是我早年学生史载祥教授的研究生而推荐的，我是举贤不避亲也，是为序。

九二叟朱良春

戊子春月于南通

史 序

　　贾海忠博士，出身农村，家境贫寒，逆境中长大。然其天资敏悟，刻苦好学，勤于实践；且善于思考，基础理论扎实，临床疗效出众；实验研究也多有创新，是发展全面、脱颖而出的后起之秀，也是中医、中西医结合事业发展的希望所在。

　　《贾海忠中医体悟·父子亲传实录》是作者多年来学习、实践、思考的路径及总结。无论其朴实的临床经验及奇思妙想的创意均令我们有扑面而来的新鲜、纯真的感觉，并且留下无限遐思及有益的启迪，有别于近年来的"沉思""感悟""思考"。原因在于其亲身体悟，再现了"实践才出真知"的道理。

　　反思当今中医事业发展，不是乏人，而是乏术。目前中医教学模式普遍存在实践少、实践起步晚的问题。即便毕业分配至正规医院，仍面临门诊病人不多，病房多用西医、西药的局面，中医实践机会少，正所谓"医者之患患无病"。看的病例少，且无刻骨铭心的效果，致所学非所用，对中医的信心将渐自淡化。如在人才培养阶段能看到中医疗效显著，学习及坚守的人自然会多起来，这也是本书给我们的又一启示。

　　以口述亲传、几乎不加修饰，用面对面的方式传授专业知识、思想，在现今也是一种裨益中医事业的承前启后、薪火相传的尝试。

史载祥

2008 年 3 月

自　序

古今圣贤志士奉行"天下为公"的至理名言，践行"智慧为公"的信念，将他们的聪明才智无私地奉献。正因如此，一代一代的后人才得以站在前人的肩上进一步登攀。在中医领域中辛勤耕耘已经27年，自己日积月累的体会感悟已经部分整理成篇，学习圣贤，愿将所得贡献，如能有助于同行和后学，我将无比欣慰。

相对于技术层面上的四大发明，中医学是东方科学思想和技术最系统、最集中的体现，也将是中国人民对世界最伟大的科学贡献。为了传承国宝中医，为了将自己对中医思考的体会和有限的临床经验传递出去，2008年春节期间，我先给正在读中医药大学的儿子贾岱琳进行了集中讲授，希望他能不再出现我曾经的困惑，希望他能不再走我走过的弯路，希望他能尽快成长为合格的医生。同时更希望这次讲授的内容能够给同行和后学一些启发帮助。

这本书就是根据这次讲授的部分录像整理出来的。主要涉及以下内容：

1. 在提出"大医学"观念的基础上，分析了中西医认识疾病上的根本差异与优劣，旨在消除中西医无益的论争，汇通互补，共同维护人类的健康。系统论述了"西药辨证应用"，解读了中药毒性问题、中医是如何避免耐药性的、方药有效成分研究的价值、人参上火的积极意义、理气活血治病原理、中药五味五臭的内在联系、归经研究原则与方法、临床治疗基本原则、药物的升降浮沉和升清降浊、有形和无形之痰的内在一致性、辨证无误治疗无效、治此愈彼、病程中病因属性是否变化等令人困惑的问题。补充一些自己的诊治体会，如：血瘀证脉象、几种特殊舌象、如何根据疼痛特点确定病位、胀的病理本质、水液代谢诊治思路、味觉生理病理及味觉异常的诊治、心血管病如何突破等。

2. 从不同层面上揭示了"证的本质"，提出了辨证水平的层次划分，强调了临床症状、体征、实验室检查结果的客观同一性。

3. 质疑并纠正了"五苓散是利水方""虚实寒热真假与脉症从舍""利小便实大便"等错误认识。

4. 创立了"形神分治"理论，系统阐述了"戏医症"的诊治，阐明了阴阳寒热日节律和年节律的关系；发现了"风神相关"现象；发现了"药物超感官属性"和"中药双向调节"的重大意义，讲明了药佩、药枕治病的原理。

5. 介绍了一些临床经验，如心绞痛特效穴位、支饮诊治经验、乙脑如何使用附子麻黄等药、如何使用醒神药治疗失眠、神经官能症治疗经验、怪病嗳气、运动性损伤速效疗法、大便异常调治、前列腺炎诊治经验、鼻衄治疗经验、如何改变患者的错误观念和不良习惯。

6. 讲了中医病因和诊断的独特优势以及中医学中最实在的东西是什么。

在谈论以上 6 个方面的内容时，力求准确表达自己的认识、观点，如读者感觉我的观点偏颇错谬、言辞不敬、论述深度不够，还请大家海涵。

在本书即将面世之际，由衷地感谢历代医家给我们留下的宝贵遗产，衷心地感谢信任我们、给我们实践机会的患者，真诚地感谢我的导师史载祥教授及给予我无私帮助的所有老师。感谢德高望重的全国著名老中医朱良春前辈和恩师史载祥教授为本书赐序，路志正前辈为本书题词，著名中医评论家毛嘉陵先生为本书写跋。感谢 80 岁高龄著名油画大家张文新老师为作者画像。感谢为本书出版付出巨大心血的中国中医药出版社原社长王国辰及资深编辑刘观涛先生。

目　录

1

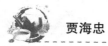

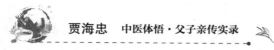

析的时候，从水液代谢的过程中来分析，我们可以发现很多关键的问题。

虎汤，以及后来总结的白虎加苍术汤，疗效不错，比单纯的西医治疗效果好。但是我在临床上，发现有相当一部分病人疗效并不理想，经过仔细的临床观察，发现了一些被人们忽视的临床特征，针对这些特征，结合前人的经验，我取得了很好的治疗效果。

有能够确立一个公认的、完善的、能够有效指导归经实验研究的原则和科研方法，有没有切实可行的指导原则和研究方法呢？

种现象讲出来。

现在中医临床上，服药已经很不讲究了。药熬好了，几乎都是一天喝两次，是不是？单纯从服药时间上就没能体现整个中医的治疗水平，疗效如何保证？所以在这个方面还得下功夫，要使疗效达到最好，必须把握好各种情况下服药的时间间隔、服药时刻、服药疗程的长短。

很多医家的经验没有办法用传统的中医理论来认识，发现的一些经外奇穴归并不到经络学说里面来，这种现象给我们什么启示？背后隐藏着什么样的规律？

病人来看病的时候会经常问，应该吃什么，不应该吃什么，他会问你一些饮食方面的问题，作为医生来讲，脑子里面要有一个非常清楚的认识，要不然你怎么给病人指导呢？还有一些病人有一些非常不好的饮食习惯，你想让他改掉，而他却不愿意改，在这种情况下，你怎么来说服他？这都是作为一个医生必须要知道的。

有些病人的错误观念跟他的病是相关的，所以说纠正他的观念很重要。什么是错误观念？对于健康来讲，错误观念有哪些呢？

明知烟酒、肥胖对人的健康有严重危害，患者就是不愿意戒掉抽烟、喝酒、贪吃的不良习惯，其中原因是什么呢？医生如何才能让患者戒除这些不良习惯呢？

第一章

我的中医之路

初识中医

我就从我认识中医开始说，第一讲就叫初识中医。

我是 20 世纪 60 年代初在农村出生的，当时整个农村都比较贫穷，能够把饭吃饱就不错了，所以说那时候生病也很少去医院，都是你奶奶用一些土办法治病。在我印象里面，比较深刻的还是农村常见病的土法治疗。比如说腹泻、痢疾，去地里干活把手割破了，或者突然的肚子疼，还有烧伤了、烫伤了，这种情况怎么处理，你奶奶掌握一部分这样的知识，都给我用过。

我记得那时候只要一拉肚子，你奶奶就弄一些以前咱们烧的那种炭火，滚烫的炭往醋里面一淬，就喝那个醋，喝完以后，吃上两个煮鸡蛋，基本上就好了，很简单，所以说有病不一定都是要吃药的，这些办法我到现在印象都很深。

那时候如果拉痢疾了，你奶奶就从地里面采点马齿苋（在咱们那儿叫马丝菜）回来，弄点玉米面和在一起蒸窝头，吃下去痢疾也就很快好了。

如果在地里干活把手划破了，用什么呢？地里面有刺菜（实际上就是中药的小蓟），把它揉碎了往伤口上一按，一会儿血就止了。在家里弄破哪儿了，农村以前有烧柴的锅，锅底有一层黑粉，那个叫锅底霜（百草霜），刮下来往伤口上一按，也就立即止血了。还有一种止血的办法，剪一点头发，烧一下按在伤口上，这一烧就类似于我们中药里面的血余炭，也是止血的一种办法。

有的时候受凉了肚子疼，怎么办呢？我记得那时候你奶奶就用一个绳子绑上胳膊，先是抓住我的手，两个手从上往下捋，捋完了，绳子一绑，就在肘弯静脉的周围用缝衣针挑几下，挤一些血出来，然后很快就不腹痛了。这种疗法咱们那儿叫"捋痧""挑痧"，这些招都还是比较灵的。

皮肤烫伤了，怎么办呢？农村有鸡蛋，把鸡蛋先煮熟，剥开后把蛋黄取出弄碎，放在不锈钢勺里面，用小火熬，一会儿就变成黑的了，继续熬，一会儿就出油了，这时候把油倒出来，往烫伤的地方一涂，长得非常快，这就是用鸡蛋油治疗烧烫伤的一个方法。

有的病你奶奶是没招的，需要找医生，能动则去看医生，不能动则把医生请到家。记得有一次我手腕疼，疼了好多天，也不知道怎么伤着了，你爷爷带我到咱的邻居家，就是你老奶奶那个家的南院，那儿有一个老中医很有名，他的儿子是搞针灸的，在我手腕上扎了几针，针后疼痛明显减轻，这是我第一次体会针灸，也是我印象最深的。

天冷了，有的时候，出门一遇冷空气，身上就起痒疙瘩，实际上就是现在的荨麻疹，我就去村里找另外一个医生，医生就给点药，那时候医生叫赤脚医生，也就是学3个月，回去就看病了，我们在农村当时只能享受到这样一种水平的医疗，给点扑尔敏或者苯海拉明，这样的药一吃痒止住了，但是一停很快就复发，这是七八岁时候的事。

以上就是小时候留在我脑海中的治疗经历，至于其他的治疗经历，肯定还有，但是没有给我形成很深刻的印象，所以就记不得了。

那时候就知道，专门给人看病为生的人叫医生，家里面人生病以后，有的时候请医生来打打针，输点液，或者给点药片，或者请医生扎针，还有的摸脉以后开汤药，这个时候脑子里面还不知道什么叫中医，什么叫西医，还没有中西医的分别，不知道开药片的就是西医。

咱们老家是一个食道癌高发区，死于癌症的人特别多，我就想要是当一名医生，能够把这些食道癌治好多好，所以高中毕业的时候就打算报考医学院，可那个时候愿意学医的人特别多，我就想不跟别人争了，第一志愿就报了工科学校，但是心里面实在不想放弃，还是愿意学医，所以第三志愿还是报了河北医学院。当时河北医学院有口腔系、药学系、卫生系、医学系、中医系这么几个系。当时就想口腔系就是看嘴里面的，其他病不能看，不能光看口腔这点病。药学系就是研究药的也不看病。卫生系也不看病，是防病的，不是看病的医生。这个医学系和中医系肯定是看病的，但是我不知道它们之间有什么区别，所以当时就报了这两个系。但是过了没多久，我就收到了河北医学院的录取通知书，当时我被录取到中医系了。后来我就问我们那儿的老大夫，什么是中医？中医系是干什么的？他说中医就是学习摸脉，用草药、针灸给别人治病的。我一听很高兴，这时候我才知道中医是干什么的，不是开药片的，而是摸脉、针灸的，这时候才正式走上了学习中医的道路。

我上大学的时候是恢复高考以后第四个年头，学习的榜样就是陈景润，学习的目标就是国家提倡的建设四个现代化。国家就是这样引导大家去学习的。所以，我们这代人有很好的习惯，以这些名人为榜样，专心致志学习。那时候到医学院以后，尤其是进了图书馆，感觉真的是跳入了医学知识的大海。为了学习治疗疾病的真本事，我放弃了一切娱乐活动。记得当时演《少林寺》这个电影，其实我很想去看，但是想到要浪费学习的时间，就咬着牙学习，所以到现在为止，已经28年过去了，我仍然没有看《少林寺》这个电影。那时候为了学习，真是如饥似渴，因为觉得知识太多了，我要做个好医生，不多学点知识肯定是不行的，所以就把这些业余时间挤出来学习医学知识。

当学习完中医基础理论、中药、方剂、内经、伤寒论、中医内科、中医针灸这些课程以后，还没有学其他知识的时候，我就开始尝试着给别人看病了。当然这个看病不是说我主动找人看病，或者我有看病的本事，因为咱们村里面第一个考上大学本科的是我，大学学中医的也是我，这时候老百姓以为你在大学学中医，肯定会看病，肯定比别人好。其实我刚学了一点点皮毛，但是这时候开始有人找我看病了。这对我来讲实际上是一个非常好的锻炼机会。

记得有一年春节的前两天，你姑奶奶邻居家一个主妇患病卧床不起，连续输液治疗了1个多月，病情逐渐加重。她通过亲戚非让我去看看，我就去了，其实我心里还是没底，我医学还没学完。当时患者的状况非常虚弱，腹部疼痛，一点东西也吃不进去，瘦得骨瘦如柴，说话的语音低到什么程度？你必须把耳朵放在她嘴边才能听到她说什么，就那么微弱的声音，脉搏几乎摸不到，很细微。听家里面人说，家里面也是看着书给她治病，说她有肺结核的病史。我当时还没有学西医呢，也不知道是不是肺结核，现在回想起来还是像腹膜结核，但是当时查体还不是很细致，所以现在回想起来从西医的角度是什么病我还真说不好，但是我用掌握的中医知识，从中医的理论分析，认为是阳气衰微、气阴两虚。这在中医辨证里面都有，所以我开了人参、附子、干姜、麦冬、五味子。这是什么方子呢？就是把参附汤、四逆汤、生脉散几个方子合起来，还没有用甘草，虽然把处方给病人开出来了，但是心里感觉治好的希望是很渺茫的，因为别人给她治了那么久都没有治好，开这中药能好吗？我觉得像她那样的状况一般一两天之内应该是就要死去的感觉。咱们那儿都是初二去亲戚家拜年，初二去你姑奶奶家拜年的时候，正好路过病人的家门，一看家里面还没有贴白纸，没贴白纸可能是人没死，但是也不好说，为什么呢？咱们那儿还有一个习惯就是"昧丧"，就是死了不通报，也不贴白纸，也不说人死，因为过年觉得不吉利。我想是不是死了，是"昧丧"。到你姑奶奶家以后你姑奶奶说："你来了，病人还等着你呢，吃完你的药，挺好。"我一听挺高兴，但是实际上我也很担心。

拜完年以后就看病人去了，因为他们是你姑奶奶的一个本家邻居，所以也给人家拜了年，说一些吉利话。当时想这个患者原来是不能吃的，现在她又能吃了，中医有"回光返照"这么一个词，不能吃突然能吃了，脸上没光突然泛红了，两眼无神突然发亮了，这往往都是临死之前的一种现象，或脉象原来没有突然变大了，也是回光返照的现象，怎么判断这个人是不是"回光返照"呢？到屋里看这个病人，发现脉还是细微无力，应该不是回光返照。因为中医在《伤寒论》里面讲，脉暴出者死，暴就是突然的意思，就是脉突然出来了，这个人就要死了。所以患者吃饭好转，而脉没有暴出，我认为应该不是回光返照而是好转，这时候患者讲话也能够听清。但是她又说两腿伸不开，在床上腿蜷了那么长时间了，两腿不能伸直了。为什么她不能伸直？伸直了肚子疼，所以她不能伸腿。那时候我已经学过《伤寒论》，想起来《伤寒论》里面有一条"与芍药甘草汤其脚即伸"，这个脚实际上就是腿，以前的足是现在的脚，以前的脚是现在的腿。我在方子里面加了白芍、甘草两味药，又开了3剂，3天以后患者的腿果然伸开了，非常好，而且屈伸自如，全身的情况进一步明显好转。这时候我要开学了，给她复诊完以后就给她开了补中益气汤，调理了半个月，病人从此就好了。这个病人体会到中医有这么好的效果，后来让她的子女也学医了，而且也学的中医。

通过这一次的治疗，我实实在在感觉到中医治病太神奇了，我学好中医的决心就更大了，这就是我最早自己治的最疑难的一个病人，而且对于我这样一个初学者，就能把西医输液治疗 1 个多月都医不好的病用中药治好，你想想是不是增加信心了，你就知道这东西好，你就愿意学了。这是我在学中医之初治疗的一个病人，这个病人给我的印象终身难忘。

学完针灸以后第一个假期，也是一个冬天。咱们邻居，就是我们北边那个院里的老太太，其实那时候也就将近 50 岁，因为我们小觉得人家是老太太。她咳嗽了好多天，吃药也不管用，就来找我，我就把她情况仔细问了一下，当时把症状听完了，又仔细分析，当时辨证是肺脾两虚，选什么穴位呢？当时也是很认真地按照针灸的辨证选了足三里、肺俞、风门、内关，就给她扎针，其实扎上针以后这个患者就不咳嗽了。扎上针就不咳嗽，我心里想她可能不敢咳嗽，一咳嗽那个针一动她疼啊。每隔 10 分钟捻捻针，半小时后起完针还不咳嗽，我觉得可能针的这个部位还比较疼，估计她回家以后还得咳嗽。结果第二天早晨天一亮，她又跑咱们家，我说怎么样？她说现在基本不咳嗽了，能不能再针一次，不让它复发，就是想巩固治疗一次。这病例我觉得很神奇，针灸疗效怎么这么好？如果按照西医消灭细菌、病毒的方法治疗这个疾病，一定是用抗生素或者抗病毒药物，我们想一想，针扎上以后能扎死几个病毒、几个细菌？它在不在扎的部位？要按照西医的思路，不能够消灭足够的细菌、病毒，这个病人是不会好的，事实上我没有消灭细菌和病毒，病好了。这个结果实际上给当时也包括现在的西医治疗感染性疾病，开了一个很大的玩笑，它出现了神奇的效果。当你遇到这种情况的时候，你怎能不敬佩我们的祖先给我们留下的这笔宝贵遗产。针灸是我们的宝贵遗产，在某种程度上来说，比中药还宝贵。因为中药还有一部分作用是祛风散寒、抗菌、消灭病毒，但针灸没有，所以针灸是更宝贵的遗产。我特别喜爱中医针灸治疗，针灸疗法到现在为止都是我最喜欢的疗法。

在中医理论指导下的实践，取得这么好的效果，坚定了我要把中医作为终身从事的职业，所以别人在 20 世纪 80 年代改革开放以后纷纷下海挣钱，我仍然不改初衷，不为这些所诱惑，仍然坚守在用中医看病这条路上。经过 20 多年，我越来越感觉到我的选择是对的。我之所以这样坚守这块阵地，就是因为有前面的这些机缘、这些机会和体验，所以别人说中医不好，我不会同意。因为我水平那么低的时候，中医就能出现那么好的效果，我要是一个好中医应该是什么样的效果？所以说我们一定要好好学习中医。

着迷中医（上）

初期接触中医就给我那么深刻的印象，感觉那么好，我自然进入着迷的状态，后面遇到的事情更让我感觉到中医的神奇……

在我学习中医的初期，感到中医学跟我们学过的知识格格不入，我到学校学什么？学习阴阳五行，这东西跟以前学的数理化毫不相干，所以，有一种陈旧落后的感觉。但是在我应用中医，体验过中医优异的临床疗效以后，我就逐渐淡化现代西方科学包括西医的这些思维方式，不再用这样的思维方式来评价中医，因为疗效是硬道理。于是我渐渐学会了用中医的思维模式、理论来指导自己学习中医了。后来的学习和临床经历证明我这样做是正确的，优异的疗效把我引入到一个着迷的状态。

记得上大学二年级的时候，我得了慢性肠炎，经常拉肚子，一有病就到校医室，学校医务室的医生就给我开一些消炎、止泻的药，一吃就好，一停就犯，停了药很快又拉肚子，感觉总是治不好，很烦恼，吃这些西药好转很快，但是很快就复发。那时候到学校，各种中医的杂志、书籍都看，如饥似渴，一个很偶然的机会，我在一本中医杂志上看到了一篇辨证使用气功的文章，讲的是什么样的病，中医认为是什么样的证，用什么样的气功治疗，你看中医里面连气功都得辨证应用。里面说脾胃病，我老拉肚子就是脾胃病，可以练习内养功。但是气功到底行不行？说实在的，我心里面仍然有所怀疑，当时就抱着试试看的心理到图书馆借书，图书馆关于气功的书，1981年那时还很少，我找到了一本内养功的书，是唐山气功疗养院刘贵珍编写的，当时就照着书上讲的开始练习，结果拉肚子就逐渐好转，我记得非常清楚，在第19天的时候彻底好了，什么药都不吃了，而且这时候大便还有点偏干了，从此以后胃肠道就非常好，吃什么都香。从这时候我就喜欢上了能够使人不药而愈的气功疗法，到图书馆借来各种有关气功的书刊，开始自己学习，当时也没老师，因为我们是学中医的，门里出身，所以学习起来不一定非需要老师指导，完全能够自学。

当时我对中医里面有些东西还是持怀疑态度，比如说经络，这个经络到底存在不存在？经络到底是人想出来的？还是真实存在的？怎么样感觉到它的存在？不是说针哪个穴位能治好病就说明是真实存在的。看不见摸不着，更没有亲身的体验过，所以说对它怀疑很正常。在我看气功资料的时候发现了《真气运行法》这本书，是甘肃李少波编著的，这个功法是他发明的。一般的功法强调"以意领气"，就是以我们的意念来引导气往哪儿走，这类功法容易出偏，容易使人走火入魔，所以好多练气功的练出精神病来，练出神经功能紊乱来。这个功法不同，不是"以意领气"，而是"气到意到"，就是你感觉到这个气走到这个部位了，那你就意识到这个部位，不容易出偏，不容易走火入魔。

而关键是在练功的过程中，你可以感觉到经络的循行路线，我一看这个便来兴趣了，我要真正的体验到底有没有经络的循行路线，就是想亲自验证它的功法，然后就照着它的这个要求开始练。因为我有内养功的基础，所以练这个功法的时候就比较快。这个功法是说100天就可以练成，就可以练到大小周天通，我练这个功法只用了50多天就练成了，大小周天就通了。在练功的过程中，我先感觉到任脉、督脉的存在，当时感觉到有一股气从心口这个部位，然后往肚脐、小腹、会阴、长强，然后从督脉往上，每练1天往上走一点，像虫子在经脉里拱的感觉，这就是督脉开始通了，督脉之气是往上运行的，这样小周天就通了。小周天一通就迅速地感觉到膀胱经、手阳明大肠经的存在。膀胱经是怎么感觉到的呢？那是一个夏天，有一天我躺在床上练功，练功的时候感觉到从大腿到小腿有一条线的感觉，那时候我想是不是一个蚊子或苍蝇来回飞，起来看看没有，就接着练，还是这种感觉，它的路线就是足太阳膀胱经的路线，这时候感觉到可能是膀胱经通了一部分。然后到第二天我坐着练功的时候，就感觉到右胳膊上手阳明大肠经也通了，也有感觉，就是这一条线，这就是我感觉得比较清晰的足太阳膀胱经和手阳明大肠经。但是紧接着，随着呼吸，全身的经络中有一种气流运行的感觉，但是这时候感觉不到清晰的路线，只是随着呼吸有气流在上肢的内侧、外侧，下肢的内侧、外侧有运行的感觉，像水流漫过去一样，没有感觉到清晰的路线，就感觉到膀胱经、大肠经、任脉、督脉，尤其是督脉感觉非常清晰，这时候大周天也练通了。

有了这个经历以后我决心要深入研究气功了。当时也有一些报道说用外气治病，我想这个气功内气能练出来，这个外气存在不存在？当时听说有气功麻醉，就是有一个气功师给病人头部发放外气，然后就可以做开颅手术，我不敢相信。这是一个叫林厚省的上海人编写的《气功使人健康》，里面教你怎么练习发放外气，我一看就想体会一下，到底有没有外气的存在？就照着书里面开始练习，结果练了一段时间以后，确实是能够感觉到从食指、中指这个部位，有气运行到这儿的感觉，好像能把它放出来，但是毕竟是感觉，到底有没有外气存在呢？这怎么证明？我当时在教室里面就给两个同学分别发放外气做实验。我给一个同学的合谷穴发放外气，我的中指离他的穴位大概是一寸的距离，然后我和他说我现在要用气功发放外气，你有什么感觉的时候随时告诉我。我不提醒他，只是说他有什么感觉的时候告诉我，因为我要问他你有什么感觉，会产生一种心理效应。我就让他说，我不吭声，他就突然讲了一句："怎么像有火柴头烫了一下？"他有这个感觉的同时，我感觉到我的中指就是有一股热气放出去了，几乎是同时的，我就想这个外气确实是存在的，因为他感觉到的性质和我发放外气感觉到的性质是一样的，假如我感觉凉，他感觉热，这就不一定了，而且是同时同性质的，我就深信外气的存在。现在我们再想一想，我们身体发放的红外线、其他的射线，实际上也是外气。

还有，给另外一个同学发放外气，还是合谷穴，我给他发放外气的时候，他感觉到有一股气，有一个感觉沿着手阳明大肠经就往上走，走到列缺穴这儿以后，它没有沿着大肠经往上走，它转到了上臂的内侧，沿着肺经往上走，走到肘弯这儿的时候，他说走不动了，然后我就继续给他发放外气，这时候他就又沿着这个肘窝往上到腋窝，也不走了，这会儿是用合谷穴放气，沿着手太阴肺经走了，从列缺穴这儿，往手太阴肺经循行，那么我就想外气确实存在，而且激发了别的经络的循行，就是打通了别的经络，所以我说这个外气确实是存在的。

如果说其他学中医的学生，能有我这样一个亲身的实践经历的话，我想他也会对气功非常感兴趣。有了这种体验以后，我坚持练气功练了3年，后来为什么中断了？就是在大学五年级实习的时候，因为生活上已经没有规律，所以就停止了练习气功。但是现在我能很快地进入气功的状态，发放外气，对敏感的人还能激发他的气感，就是说这种功能不是说你不练了就没有了，只是强弱的问题，确实是存在的，是我们固有一种功能的调用。通过学习气功，我对中医到了痴迷的程度。

学习完中西医的基础课以后，我就进入临床实习阶段。我记得有一次是在石家庄地区医院内科实习，有一位患者哮喘病突然发作，带我的老师是一个高年资的主治医师，他看过病人以后就赶紧给病人开了地塞米松、氨茶碱，静脉注射，护士赶快去药房取药，就在去取药的时间里，我就问老师能不能让我给他用针灸试试看？这个老师允许了，我就针刺了他的内关，我记得当时针的是右手的内关，给病人针刺以后，让针尖微微地向上、向肘的方向就扎下去了，左手就压在他手腕这个部位，因为中医讲针刺的时候要控制气的走向，如果你想让它往上你就压住下边，气就往上走，我就用这样的办法，扎上去以后提插捻转，患者感觉到有一种特殊的感觉，有一股气流沿着上肢就往上走，走到腋下，走到胸中就突然觉得气散开了，这是我在针刺的过程中让他表述自己的感觉，一散开哮喘立即就停了，中医讲这就叫"气至而有效"，也就是说你气到了治病就有效了。站在一旁的老师听着患者的描述，感觉到太神奇了，等护士把药拿上来了也没有用上。这是我在西医内科实习的时候，用针刺控制哮喘取得的明显效果你能不觉得中医神奇吗？你能不喜欢它吗？

我大学毕业工作 8 年之后，考上了北京中医药大学中西医结合内科的硕士研究生，成了史载祥教授的学生。为了能够从这些著名中医专家手中学一些高深的中医知识，除了完成研究生必须学的课程以外，还利用一切可以利用的时间去听各个著名中医专家的讲课，只要我有时间哪怕听一次课，不系统，我也要去听，自己就像海绵一样去吸收这些中医知识。在听《内经》研究专家王洪图教授给内经专业研究生举办的讲座时，他讲《灵枢经》里面有一种治疗过敏哮喘的方法，叫振埃法，这是一种针灸方法。我寒假回家的时候，正好遇到一例 70 多岁非常顽固的哮喘患者，当时他各种西药都用过了，治疗了 20 多天都没有控制住，你想想这病多痛苦？由于他大量地使用激素、氨茶碱，胃肠道刺激明显，出现剧烈的呕吐、吐血。当时我就想用针灸治疗试试，但是老头怕疼，不同意，那我就先开点中药，如果吃上中药还不好，我觉得还得扎针。结果吃了 2 天中药，病情没有好转，这时候反复做工作，最后患者同意扎针了。我就用王洪图老师讲的办法，给患者取了双侧的内关、天容、廉泉穴，扎上针后大概停了十多分钟，他的喘就减轻了，过了半个小时，我说我该给你起针了，原来这老头是怕扎针的，这一次是不让起针了，说："哎呀，你别起了，我现在刚好，你给我起针后我再犯病怎么办？"他恐怕起完针以后哮喘就复发。然后我就又给他针过几次，又给他穴位注射异丙嗪抗过敏，针刺了几次就好了。

我上大学学了 5 年，毕业以后干了 8 年临床，我才听到老师讲的针灸治疗哮喘的方法在《灵枢经》里面就有，体会后我才明白中医经典讲的内容确实是很实在的，它的理论是博大精深的，我们需要认真地去学习。我经常提醒自己，在没有充分了解中医的情况下，别随便评价中医。实际上你是学中医的，你都没有学好，怎么评价它好与不好？即便你看过了，没有实践过也不能评价好不好，只有你实践完不灵，你说它不好可以，如果你没有实践，就不要随便诋毁。

还有一个病例也是在石家庄地区医院西医内科实习的时候，病人是斑疹伤寒，用了各种西药，治疗了十几天，患者仍持续高烧不退，科里提出来请中医科会诊，当时带我的老师说咱们的学生就是学中医的，让学生先试试。患者当时的情况是高热无汗，上腹部痞满，不想吃饭，舌质淡红，舌苔黄厚腻，较湿润，脉是一个比较迟缓的脉，我当时辨证为湿热中阻伤阳的痞症，就给患者开了附子泻心汤。但是由于患者高烧 40℃，自己又没有临床经验，心里边很不踏实，所以晚上我就住在病房的抢救间里，如果说患者吃完附子以后体温继续升高的话，我就给他物理降温、擦酒精浴。结果令我感到惊奇的是，患者吃完药以后体温就开始下降，3 天以后体温就降到正常，全身的情况也显著改善，这时候带教的老师也很高兴，自己也再次感觉到祖先留给我们的中医中药太优秀了。这就是那时候在临床实习的过程中不断地感觉到中医的神奇。

贾海忠 中医体悟·父子亲传实录

着迷中医（下）

　　大学毕业以后，在走向临床的头半年里面，主要是跟随有经验的医生学习他们的临床技能，因为我们毕竟没有独立处理过病人，所以需要有人带一带。有一次我们遇到了一例患者，是一个慢性喘息性支气管炎、肺心病心衰的患者，这个患者姓陈，他的名字我到现在都记得，连续用抗生素、激素、强心利尿等药治疗了一周，不见缓解。患者当时咳嗽，喘，脸部、躯干部、四肢高度的浮肿，有轻度腹水，口唇是紫绀，唇舌是青紫，球结膜水肿充血，舌质暗淡，舌苔薄白，脉弦滑数。我看老治不好，就给上级医生说用中药试试，他们同意后我就按照《金匮要略》里面讲"咳逆倚息不得卧，葶苈大枣泻肺汤主之"，开了葶苈子20克，大枣15克，就两种药，让他水煎，一天两次。第二天早上查房的时候，我心里很忐忑，患者吃完了未必有效，因为自己没有处理过这样的病人，而且就开了两味药，这两个药能管事吗？当我战战兢兢走到病房，看到患者喘息明显好了，全身浮肿一点儿也没了，我根本不敢相信会是这样一个状况，但是确确实实眼前的这个景象让我终身难忘。

　　这时候我就会想，到底是吃完这药管的事，还是前面用的西药管事了？但是患者给我说把汤药喝了。我问他怎么喝的？他说家里比较忙，一天也没顾上熬药，晚上就把两副药熬了以后装到瓶里拿来了。由于我没有给病人强调分着喝，结果病人就把两剂药一次全喝进去了，就相当于葶苈子喝了40克，大枣30克，一次喝进去了，这一夜尿量非常大，尿了好几次，结果就出现了第二天这样的情况。

　　你想想，你要是一个初到临床的中医，而且就开了两味药，就取得这样好的效果，他们花7天都治不好，你一次药一夜之间患者就这么一个情况，你想想你会忘掉吗？所以说这个病例至今在我脑海里面都非常生动形象，我能够想起来当时是什么样的情况。当我有这样的经历以后，我就感觉到中医对一些急、难、重症同样有卓越的效果，中医不是说单纯治慢病的，对急病也很好。

在我逐渐独立工作后，因为我在中医下的功夫比较大，疗效比较好，所以患者比较信任我。当时病房有一个住院的老头是心力衰竭，他跟我说，他的干孙女在西医院住着，也是心脏病，问能不能让我也给她治？我说可以啊，他的干孙女当时19岁，是4天前住的西医医院，病情一天比一天重。她想转过来，西医那边说"你要转中医院，我们不同意，如果你要往邯郸上级医院转可以"。可是患者一天比一天重，非要走，就过来了。过来的时候是什么情况呢？她是步行上的二楼病房，因为没有电梯，进来以后我第一眼看到她的时候，她手扶着墙，走几步就得停一停，这时候我追问她的病史，患者4天前胸痛、胸闷，诊断为重症心包积液，住到县医院。当时患者是自己步行两公里，走过一个大坡去看病，到现在成了什么情况？走十几步都得歇一歇，走路都困难。当时患者的心音是低钝遥远的，心界向两侧明显扩大，心跳是每分钟99～110次，上腹部按压的时候胸痛加重，颈静脉也有怒张，还有奇脉的现象，当时血压是90/75mmHg，心电图是一个低电压，S-T段是弓背向下抬高，T波是倒置的。当时是按照结核性心包炎治疗的，用的是抗结核药，还有强的松、利尿的速尿。根据患者当时的情况，我认为不是结核性心包炎，应是非特异性心包炎、重症心包积液，属于中医的膈间支饮。中医痰饮病里有支饮，是《金匮要略》里面写的，我认为她属于支饮范畴。这时候我就给她把西药停了，我说既然吃了4天，且一天比一天重，那吃它还有什么用？然后就开了方子，用木防己汤加葶苈大枣泻肺汤，又加附子、白术、商陆。当时患者是下午4点到的病房，我看完以后就开了药，就让她家属赶紧回家熬药去，6点把药拿来，我看着她把药喝下去，才下的班。到第二天早上查房的时候，给了我一个惊喜，患者的症状明显减轻，自己上下楼都觉得不费劲了，这让我大感意外，昨天还是那种情况，今天就像换了个人一样，赶紧就让她拍胸片。因为昨天那种情况她自己走都不行，我不敢让她再下楼拍胸片、做B超。第二天一看是这种情况我很后悔当时没有拍片子，我就赶紧让她拍胸片、做B超，结果显示还是心膜炎，B超显示少量心包积液。由4天前的重症心包积液变成了今天的少量心包积液，我就感觉到会不会诊断有错误？病人自己说的对不对？我就让他们把在西医院拍的片子借回来。当时借片子是要押金的，五块钱的押金，当时五块钱也不少，我说行了这资料不还了，因为这片子很宝贵。后来搬家不知道弄哪儿去了，找不到了，但是这个片子现在在我脑海里还很清楚。就这样治疗了十多天，好了，就出院了，之后又在门诊巩固治疗了3个月，没有复发，这个病人就好了。

像这些病例，如果不是你亲自治疗，只听别人讲，你不会相信的，别人讲给我听我都不敢相信，但是这病人是我亲自治疗的，怎能让我不相信中医能够取得这么好的效果。如果以前我不信，现在我信，因为我经历了这些，我就更坚信中医好，中医治疗疑难重症确实会产生神奇的效果。

当有了这些经历以后，我就非常有信心了，坚信只要好好学习先辈留给我们的中医知识，一定能够治疗相当一部分危急重症。之后我在急诊室工作的时候，经常治疗一些重症的乙型脑炎病人。西医主要采取对症治疗的办法，能维持过来，病人就可以幸运的闯关，但是往往留下后遗症，闯不过这一关就死掉了。这时我就很认真地研究中医的温病学，然后结合西医在支持上有作用的疗法，比如冬眠疗法，可以使患者不再抽风，然后补充营养和液体，在这个基础之上给他下鼻饲管、导尿管，吸氧，我把这个叫"管道化"。这时候鼻饲什么药呢？鼻饲清瘟败毒饮、安宫牛黄丸，或者静脉点滴清开灵注射液，清开灵注射液就是用安宫牛黄丸这个方子研制出来的。这样的疗法比单纯的西医疗效好。后来我在临床上仔细观察，还是觉得慢，我仔细观察发现这类患者有一个特点，就是虽然高热、神昏、抽搐、脉洪大而数，但是无汗，舌质往往还是淡红的，舌苔是湿润水滑的，我辨证应该是风寒外束、热毒内蕴，也就是寒包火这样一个状况。风寒外束所以高热无汗，没有伤津的表现，所以舌苔湿润。但是体内还有热毒，所以是高热、神昏、抽搐、脉洪大。中医治疗基本上是清气、凉营、凉血、解毒这些办法，效果确实是比一般的西医好。我在传统治疗的基础上，加入了麻黄、附子等散寒的药，结果发现退烧更迅速，病情很快就缓解了，而且这样治愈的患者基本不留后遗症，包括一些昏迷的、抽搐的，时间持续不是很久，都不留后遗症，这更增加了我对中医治疗疑难杂症的信心。

前一段时间我去大连会诊一位高热、抽搐、昏迷13天的乙脑病人，吃上我的药，1天体温就降下来了，5天就清醒过来，半个月就把呼吸机撤掉了，很快就可以下地行走，最后患者还不傻，你看治疗得多漂亮。因为进入 ICU 病房的基本上是要死的病人，两个这样的病人已经死了，他是唯一幸存的，是因为用上中药生存的，刚才他家人给我还发了一个短信拜年。

在临床上，我们经常遇到一些疾病，西医诊断不明确，从西医的角度没有办法治疗，但是学过中医理论以后，我可以用中医的理论来分析，可以用中医的办法来治疗，这些疾病往往能够轻而易举地治好，这又是中医的一个长项。西医如果搞不清楚病原，你就没有办法治疗，所以说中医能够在不用西医诊治手段的情况下，从中医的角度把问题很快地解决掉，你不能不承认这是中医的长项。

在好多年以前，我曾经遇到一个发热 2 个月的病人，这是中医药大学索老师介绍过来的。患者是一个煤矿的矿长，当时发烧 2 个多月，用了各种抗生素，花了两万多块钱，他来了以后就想搞清楚诊断，尽快地治疗。当时我接诊以后，我就说，你西医的检查这么多都做了，西药已经用了 2 个多月，我们改用中药，咱们一边检查一边治疗。我当时就给他开了普济消毒饮，用了 3 天，烧就逐渐地下来了，7 天以后不烧了，好了，就出院了。这例是在西医没有诊断清楚，没有治疗办法的情况下，中医取得的效果。

2003 年，全世界都遭遇了 SARS 的袭击，西医是束手无策，中医却显示了卓越的疗效。我亲历了 SARS 的整个过程，我看到了中药用和不用疗效差异很大。记得当时刚进病房的第二天还是第三天，你在家就发烧，当时我说咱们家里电视柜底下有 6 包药，不让你上医院看去，就吃那个药，吃完以后就退烧了，我不知道你记不记得。如果说你上医院，到时候给你隔离到 SARS 病房就更麻烦了，因为我知道他们没有办法，只是严格地隔离、消毒，实际上病人在里面很孤独，就是等待着一些支持治疗，所以当时我给你妈说就熬那个中药吃，哪儿都不要去，你在家就好了，当然不是说你是 SARS，只是说在那种情况下我对中医有信心才没有让你上医院去，如果我说我对中医没信心，我会说赶紧到医院去吧，该输液输液，该打针打针。我对中医经历了这么多，我觉得中医解决这些应该是比较简单的一个办法，所以大胆地让你在家里面，还没有看你，只是根据你大概的症状就决定让你用那个药，你就好了，当时那个方子是很管用的。

经过临床实践以后，我就看到简、便、廉、验的中医药在解决这些疑难重症和西医未知疾病方面，能够取得卓越疗效，所以立志要在中医的继承方面做一些贡献，要全面继承中医药学的知识，全面继承先人的经验，然后在这个基础上去发展，使中医药发扬光大，我把它作为自己一生的一个任务来做。

在我们这个时代，中医大多数都是以西方自然科学知识作为基础的，习惯于用西方的方式看待传统的东方医学，中医自然就有太多的思想、理论、实践经验与现在自然科学和西医不合拍，不合拍就有很多冲突，很多矛盾。我们处在中西医矛盾的焦点中，所以有很多的困惑。有时候在临床中发现，即使我们完全按照中医理论指导实践，仍然有很多问题解决不了，这说明了什么问题？中医的理论也有缺陷，不是说中医理论能够解决任何问题，要是那样根本不需要学西医了，对不对？所以中医也有缺点，有关中医的思想理论和实践中的不少困惑，在这20多年里面，一直是在我脑海里面翻滚，经过日日夜夜的思索、实践，我逐渐把这些大小的困惑想明白了，搞清楚了中医应该怎样继承，应该从哪个角度去发展！

这就是咱们后面要做的，就是我们已经在做的和将来还要再做的中医继承的问题，我在这方面基本上走出了困惑，而且有系统的产品出来，就是能够帮助大家解决看病疗效不好的慈方名医系统，当然这个名医系统不是这本书里面要讲的，只是说看明白了中医是怎么回事，才发明了这个系统。

第二章
临床体悟（诊断）

1. 神形分治论：我对疑难重症的一个突破性思路

> 传统中医习惯将五脏之神和五脏之形混为一谈，对具体脏形组织的病变和与之密切相关的神志活动之间规律性的联系和差异的研究比较欠缺，所以不便于有效指导临床的辨证治疗。这一讲就弥补中医的这一缺憾。

下面我讲的，就是讲最具有创新性的"神形分治"。神形分治这篇文章原来以《神器分治论述要》在《中西医结合学报》上发表过，现在觉得还是叫"神形分治"比较恰当，这样就能和"形神气"这种思想有机地统一在一起了。

传统中医的脏腑学说认为，特定的神志活动与特定的脏腑是密切相关的，在《素问·宣明五气论》说"心藏神，肺藏魄，肝藏魂，脾脏意，肾藏志"。《素问·阴阳大象大论》里面记载说"心在志为喜，肺在志为忧，脾在志为思，肝在志为怒，肾在志为恐"，它里面所说的"喜伤心，忧伤肺，思伤脾，怒伤肝，恐伤肾"，主要是阐明过度的神志活动对具体脏腑的影响。由于传统中医习惯将五脏之神和五脏之形混为一谈，没有把它们分开来谈，对具体脏形组织的病变和与之密切相关的神志活动之间规律性的联系和差异的研究比较欠缺，所以不便于有效地指导临床的辨证治疗。正因为发现这样一个遗憾，所以我在这方面就做了一个仔细的研究，然后根据自己的认识，在临床实践中体会到"形神分治理论"能够有效地指导我们的临床实践。

基于传统的中医形神相关思想，并吸收现代心身相关医学的知识，逐渐形成了自己的一些体会，结合自己的临床经验提出了比较简便、实用的"形神分治理论"。下面我就把这个思想精华在这个书里面做一个简要的讲解，能够让大家明白。

形神的概念

什么叫形？什么叫神？神就是指人的神志活动，神志活动可以高度概括为被动的感知、主动的思维、欲望3个方面。由于思维是复杂的神志活动，与各个具体脏形的关系不是十分明晰，所以形神分治理论重点讨论的就是各个具体脏形关系明晰的感知和欲望这两个方面，主要是谈感知、欲望和具体的形态器官组织之间的关系。

形，泛指人体各个脏器、组织，所有的这些都称之为形，就是可以看得见摸得着的东西。比如说心、脑、胃、皮肤等等，这些可以看得见，都属于形。

形神的关系是指什么呢？就是具体的脏形组织与特定的神志活动密切相关，例如胃与食欲之间的关系是非常密切的，生殖器与性欲之间的关系是非常密切的，皮肤与冷热的感觉和痛痒的感觉之间的关系也是非常密切的，我讲的形神之间的关系主要就是这些有特定联系的方面。

我在长期的临床中发现，感知和欲望与具体组织器官的生理、病理状态的不同组合具有不同的临床意义，根据它的临床规律可以很方便地判断病变的部位、性质，能够有效地指导临床实践，无论你是用药物治疗还是用针灸治疗，都可以给予一个有效的指导，因为在疾病的诊断上、定位上更准确了。

下面我就谈一下具体的感知变化与神形病变的定位诊断和治疗。

临床上常见的感知和脏形组织之间的关系基本上可以高度概括为以下4种情况：

第一种情况，就是"不应觉而不觉"。什么意思呢？就是本来就不应该感觉到，你也没有感觉到，这是一种情况。它的意思就是说具体的脏形组织本身没有病变，人就不应该感觉到有什么不舒服，而且这人确实也没有感觉到不舒服，这种情况实际上就是健康状态，没病不应该有感觉，也确实没感觉，就是脏形组织没病，这就属于一种健康状态。

第二种情况，就是"应觉而觉"。就是应该感觉到的时候他感觉到了，也就是说脏腑组织受到刺激或者患病的时候，人应该有相应的感觉，他确确实实也感觉到了，这就叫应觉而觉。它的临床意义有两个方面：第一就是神形处于健康协调的状态，首先健康状态肯定是这样的，比如说我用针刺你皮肤，你感觉到刺痛，用冰雪刺激你感觉到寒冷，这都是很正常的，这就是应觉而觉。第二就是神无病而形病。就是人的神志没有疾病，但是形体却是病的，就是当脏腑组织有病的时候，神形关系处于病变协调状态，也就是在生病的时候它们之间还处于一个协调状态，比如说皮肤长癣了感觉到瘙痒；心脏缺血了感觉到胸闷胸痛；胃肠道有炎症了感觉到腹痛；这类情况你治疗的时候就不需要治神，只需要治具体形态的疾病就可以了，具体脏器的病变就可以不需要调神，只需要调形。"应觉而觉"的两种，却一个是神形处于健康的协调状态，一个是神形处于病变协调状态。

第三种情况，就是"应觉而不觉"。就是你应该感觉到但是你没有感觉到，它的意思是什么呢？就是当脏腑组织有病变的时候，患者应该有相应的感觉，但患者又恰恰没有任何痛苦的感觉，这种情况在临床上也很常见。这些情况提示是什么呢？就是神形俱病，也就是神和形同时得病了。比如说皮肤长癣了，应该是痒的，如果没有感觉到瘙痒，这就是应觉而不觉；胃肠胀气了，应该感觉到腹胀，如果没有感觉到腹胀，也是应觉而不觉；膀胱充盈饱满，应该有尿意，如果没有尿意，也叫应觉而不觉；长期没有进食，但又不知道到饿，这也是应觉而不觉。所有的这些情况在临床治疗的时候，就要形神并治，既要治它的形，又要疗它的神，同时来调理。

第四种情况，就是"不应觉而觉"，就是不应该有感觉，不应该觉知到，但是觉知到了。这是指脏腑组织没有任何病变，所以说不应该有任何感觉，但是患者却有相应脏腑组织不适的感觉，感觉痛、痒、冷、热，这种情况在临床上更是常见。那么这种情况提示我们是神病形无病，也就是脏腑组织的形态上根本没病，是神本身病了，也就是说某一个形态的脏腑之神有病了。比如说在临床上患者心率是正常的，但是老感觉到心慌，这就是不应该有感觉却感觉到了；皮肤没病老感觉皮肤疼痛，你看上去什么病都没有，这也是不应觉而觉；还有腹部根本就不胀，但是他自己老觉得胀满，这也是不应觉而觉；还有就是足量的进食以后，仍然感觉到饥饿，按说不应该感觉到饿，但是偏偏还是有饥饿的感觉，这些都是不应觉而觉。这种情况在治疗的时候就不要去治具体形态的脏腑组织病变，而应该去治神，只要调神就够了。

从"感知和形"之间的关系上来概括，大概就是这4种情况。

下面我再谈一下第三个方面，就是欲望的变化和神形病变定位诊断及治疗。

人的欲望和脏形组织之间基本上也有一个密切的对应关系，它们之间的关系失调可以概括为下面5种情况。

第一种情况就叫"欲而能"。什么意思呢？就是有某种欲望，而且这个脏腑组织的功能足以使这个欲望得到满足，能够得以实现。就是说想吃，吃完了不难受，那么这就说明胃的形和胃的神不但是协调的，而且还是正常的，这种情况提示神形正常，这叫欲而能。

第二种情况就是"欲而不能"。就是有某种欲望，但是相对应的脏腑组织不足以使这个欲望实现，不能够得到满足，这种情况提示的是什么呢？就是神没病，因为能想，有这个想法，是什么病了呢？是形病了，这就是神无病形病。就是具体的某一个脏腑组织本身有了病变，但是它对应的神是正常的。比如说自己感觉到饥饿，但是又不能吃，因为吃完了肚子不舒服，这就说明他的神是没有问题的，他的胃有问题了，这就是饥饿而不能食，这是欲而不能。还有像糖尿病阳痿的病人，有性生活这个欲望，但是他阴茎不能勃起，这也是欲而不能，它也提示你神是正常的，阴茎功能是不正常的。这些情况应该去治什么呢？不是治神，只需要治形就够了，"欲而不能只需治形"。

第三个方面就是"不欲而能"。就是说他没有这方面的想法，没有这种欲望，但是相应的脏腑、脏形却能够实现相应的功能。首先说这种现象的意义，这种现象提示神病形未病，就是说没有这方面的欲望，是神有病，又能够实现，这说明形没有病，表示脏腑组织没有病变，相应的神有病变。我们可以举例子来证明这个，比如说好多阳痿的病人，他没有性生活的欲望，所以在清醒状态下是一个心因性阳痿，勃起不了，就是没欲望，但是睡眠的时候阴茎能自然地勃起，这就是不欲而能，说明他有这个功能，而且这个功能形态上没有问题，只是欲望上不行，这就是不欲而能。另外不想吃，但是强行进食胃还不难受，比如说神经性厌食，一看吃的东西就没有食欲，但是让他吃进去还不难受，这也是不欲而能。这类临床情况，因为脏器本身形态组织没有问题，治疗只需要调神，所以说"不欲而能只需调神"。

第四种情况是"不欲不能"。就是没有这种欲望也确实不能够实现这个欲望，就是没有这种欲望相应的脏形组织也不能实现这种功能，它的临床意义是什么？就是形神俱病。比如说这病人不想吃，但是你让他强吃以后他的胃也不舒服，像胃炎、肝炎的时候，不但是吃进去难受，根本连吃的欲望都没有，连吃的想法都没有，这就是不欲不能。而且有的人没有性欲，在任何情况下阴茎都不能勃起，这也属于不欲不能，属于形神俱病，治疗的时候就需要形神并调，同时来治疗，不能够只治一个方面，"不欲不能需要形神并调"。

第五个方面就叫"强欲强能"。就是某种欲望特别强烈，而与它相应的脏形组织也能够实现他这个欲望，这就叫强欲强能。这种情况提示神形俱超正常，都是超常的。比如说多食易饥，吃多少都不难受，吃了还想吃，这就是神形功能超正常，这类情况治疗的时候也需要"强欲强能需要神形并治、损其有余"。

我在临床上从感知和欲望，根据两者和脏形之间的关系来确定病变的部位，高度地概括出以上的这些内容。

那么遇到这种情况以后，应该怎么样来选药呢？有没有什么规律可循呢？我也总结了一定的经验，第四个方面就讲一下神形调制选药经验。

我先讲一下调神的理论依据。第一个方面就是传统中医认为"心主神明，心为五脏六腑之大主，主明则下安，主不明而十二官危"，也就是说调神的重点应该调心。因为中医讲的是心藏神，实际上是大脑，所以调节大脑的活动非常重要。第二个方面，现在医学认为神志活动是大脑的功能，中医认为脑为髓海，肾主骨生髓，所以说补肾又是调神的重要措施之一，这是调神的第二个方面，即补肾。第三个方面就是气血津液是神志活动的物质基础，所以说调理气血津液的代谢异常是调神不可忽视的重要方面。我根据这样的理论确定怎么来调神，也就是从什么角度来着手。下面我就讲一下调神的药物具体怎么来选。

基于中医的传统认识，参考中药现代的药理研究，结合我自己的临床经验，我把调神药物一般分为以下的这些种类：一个是养心安神药，一个是重镇安神药，还有清心安神药，开窍醒神药、益气药、养血药、活血药、化痰药、补肾精药。从类别上来讲，调神我主要用这几类药。

具体的使用方法可以这样来做，如果是应觉而不觉，就是应该感觉到而没有感觉，这种情况就是在常规辨证选药的基础上，在总体辨证的基础上，同时加麻黄、石菖蒲、人参、当归、枸杞子；因为这些药都能够提高心神对外界的反应能力，西医学研究认为能兴奋神经系统，所以对外界的感觉就比较敏感。

第二个方面就是不应觉而觉，就是不应该感觉而感觉到了，在常规用药的基础上加熟地、五味子、白芍、生龙骨、生牡蛎，不应觉而觉说明他对外界的反应太灵敏了，需要降低心神对外界的反应，也就是降低神经系统的敏感性，让它处于一种安静的状态，这些药物能够起到这些作用。

第三个方面就是不欲而能者，也是在常规选药的基础上，加用熟地、人参、五味子、枸杞子，不欲而能说明神的功能是萎弱的，要把它调动起来，把它稳定下来，那么熟地、人参、五味子、枸杞就能够胜任，所以应该在辨证的基础上加这些药。

第四个方面就是强欲强能，在辨证选药的基础一定要加用黄连、丹皮、栀子、生地、知母这些药，这些药对心神起到一个很强的安定作用，也就是清心泻火，从西医学讲就是使整个中枢活动的兴奋性、大脑皮层的兴奋性能够调节下来，这样对强欲强能从调神的角度进行治疗，这就是调神药物的选法。

下面我说一下调形怎么选药？就是具体形病的药物怎么来选。这个就是根据具体病变脏形组织的中医脏腑归属，应用一般的辨证原则，分别选用相应的药物，因为具体内容比较多，你可以参考一般的书，相关的书籍里面一般都有，如果要展开讲的话就太多了。

上面我重点讲了调神的药物，这些药物更好，是其他任何书里面没有讲的，所以说我这儿只讲这一部分。

我给大家用实例证明这个理论的指导价值，下面第五个方面就讲形神分治理论临床应用举例。

第一个就讲一个在诊断中的应用。首先要讲一个病案，就是厌食能食，这个病人看见吃的东西就讨厌，但是吃进去以后也没事，这个病例在收住院的时候误诊为糜烂性胃炎，其实是脑瘤，这就是厌食能食误诊为糜烂性胃炎的脑瘤病案。下面我们看看这个病人。

这个病人是一个女性患者，病案号是 1060264。她是因为厌食 4 个月，加重 1 周，于 2001 年 5 月 31 住院的。这个病人在 4 个月前生气以后就出现了不思饮食，胃中嘈杂，恶心，有的时候胃中还有烧灼的感觉，但是没有腹胀、腹痛、腹泻这些症状，大小便也正常，身疲乏力、失眠、健忘、头晕，体重在这 4 个月下降了 8.5 公斤。在当地做了一个胃镜，发现是一个浅表糜烂性胃炎，病人以往也没有肝炎、结核的病史，入院以后查体，体温是正常的，36.5℃，心率 75 次 / 分钟，呼吸 20 次 / 分钟，伸舌有点偏右，语言欠流利，反应有点迟钝，上腹部也没有压痛，但是脐下小腹部有压痛，舌质胖暗有齿痕，脉沉细。化验尿常规，尿里面白细胞，70～80 个 /HP，红细胞 5～7 个 /HP，上皮细胞也是 5～7 个 /HP。胸部 X 线检查、上消化道造影、肝胆胰脾双肾 B 超、超声心动图、心电图全都正常。胃镜检查发现有食管炎、胃窦部浅表性胃炎，住院的时候初步诊断就是慢性胃炎、泌尿性感染、脑梗塞。

按照这些病来治疗，经过中西医结合治疗 10 天以后没有什么疗效，而经过仔细询问和查体以后发现，患者如果勉强进食后胃部不适感既不加重也不减轻，反正还是那样，上腹部按压也没有不舒服的感觉，这时候我就在考虑这个病变可能不在胃，应该考虑与胃相对应的胃神的病变，就是脾胃之神的改变，病变部位应该在脑子里面，神应该在脑子里。后来就给病人头颅做了 MRI 检查，结果诊断是左侧颞顶部肿瘤，是一个脑瘤，这个瘤体大小是 5.3cm×5cm×3cm，最后就把这个病人转到脑外科做了手术。

这个病人我根据她临床的特点，主要是抓住她厌食但吃完以后难受不加重，按压局部痛苦不加重，我判断她的病变是脾胃之神的病变，部位在脑子里面，MRI 证实确实是这样的。所以用这个理论指导我们的诊断是非常有意义的，因为神和形之间密切相关，但是确实又不在一个地方，所以我们有必要将形神分开考虑。

第二个我举治疗的例子，这里有两个例子非常能说明问题，介绍给大家，在既往发表的文章里删掉了一个，但我还是想把这两个病案全讲一下。

第一个患者就是"皮肤应该痒但不痒的银屑病患者合并慢性心肾功能不全"，这个患者是一个男性，37 岁，病案号是 1062509。他的主要原因是乏力两个月，胸闷憋气 1 周，2001 年 7 月 9 号住的院，这个患者没有明确的原因出现乏力两个月，胸闷憋气 1 周，在院外 B 超提示双肾弥漫性病变，血的二氧化碳结合力（CO_2CP）是 14mmol/L，尿素氮（BUN）是 23.66mmol/L，血肌酐（Cr）是 12.5mg/dL，血红蛋白是 8g/L，尿蛋白 1g/L，心电图提示是左心室肥厚、心肌供血不足。这个病人有十多年的银屑病病史，曾用多种中西医药物治疗都没能够治好，没有烟酒的嗜好，父亲患有高血压、糖尿病，母亲有心脏病。

　　患者来看病的时候，症状是全身皮肤泛发性的银屑样皮损，刮去银屑可以见到渗血，皮肤一点瘙痒痛苦的感觉都没有。这是很特别，一般皮肤这么严重的病变应该有感觉，他偏偏没有感觉。面色是萎黄的，胸闷气短，夜间平卧的时候加重，大便稀，夜尿频，舌质是暗红的，舌苔是微黄腻的，脉弦数。查体：体温 37.2 ℃，血压 195/120mmHg，心率 70～80 次/分钟。双肺（−）。心界向左下扩大，心脏听诊 $A_2 > P_2$，二尖瓣听诊可闻及二级吹风样杂音，舒张期相对缩短，双下肢不浮肿。实验室检查：K^+ 是 5.5mmol/L，Na^+ 是 134.6mmol/L，Cl^- 是 105.2mmol/L，CO_2CP19mmol/L。肾功能：尿素氮 29.77mmol/L，肌酐是 8.9mg/dL，尿酸是 8.5mg/dL。血糖是 105mg/dL。肝功能：总蛋白是 5.8g/L，白蛋白是 3.3g/L，谷丙转氨酶、总胆红素、直接胆红素、碱性磷酸酶、谷氨酰转肽酶、胆碱酯酶这些化验都是正常的，心肌酶化验是乳酸脱氢酶是 330IU/L，肌酸激酶是 581IU/L，谷草转氨酶是 30IU/L，α−羟丁酸脱氢酶是 221IU/L。血脂化验是低密度脂蛋白是 3.37mmol/L，载脂蛋白 AI 是 2.59mmol/L，脂蛋白（a）是 0.79mmol/L，总胆固醇、甘油三酯、载脂蛋白 B 都正常。血钙是 7mg/L，血磷是 7.3mg/L。血常规：红细胞（RBC）是 $2.98×10^{12}$/L，血红蛋白（Hb）81g/L，血细胞比容（HCT）25.3，其余正常。尿常规：蛋白 3.0g/L，RBC2～3 个/HP，颗粒管型 0～1/HP。抗自身抗体、补体、C 反应蛋白、T 淋巴细胞亚群均正常。这就是这个病人的全部情况，病变比较广泛，病情比较重，入院的诊断是心功能不全、肾功能衰退、银屑病。当时的辨证就是热伤肾阴、大气下陷、瘀血闭阻神明。治疗用的什么方子呢？知母 10 克，蚤休 12 克，紫草 20 克，僵蚕 10 克，女贞子 20 克，旱莲草 20 克，丹参 20 克，赤芍 15 克，生地 30 克，黄芪 30 克，升麻 6 克，柴胡 10 克，桂枝 10 克，麻黄 5 克，石菖蒲 15 克，水煎服，每天 1 剂，同时静脉点滴复方丹参注射液 30 毫升，加到 0.9% 氯化钠注射液 100 毫升里面，每天 1 次，并口服西药的降压利尿药。1 周以后患者皮肤开始感觉到痒了，出现痒感了，10 天以后，胸闷憋气消失，皮损开始消退了，本来银屑病治了十多年没好，结果用这个方子治了十多天就开始消退了，20 天以后皮损明显的好转了。因为肾功能衰竭，单纯药物不是很好，我们就配上了血液透析，又透了 1 周，身长的皮损全都好了。十多年的银屑病竟然在我们治肾功能衰竭、心功能不全的时候治好了。这个病人最关键的是我用完麻黄、石菖蒲这些药以后，不痒的病变皮肤 1 周以后开始感觉痒了，这就是说，我们按照形神分治理论来用药确实是可以使病变好的更快。

你看这个病人，他皮肤的病变是逐渐加重的，毫无痛痒的感觉，按照我刚才讲过的就是形神俱病，针对辨证的结果，在解热毒、补肾阴、升陷活血的基础上加上有醒神作用的麻黄、石菖蒲，果然在 1 周以后皮肤就开始感觉痒了，而且如此顽固的银屑病竟然获得了治愈，其他的各方面也在好转，这里就可以看出形神分治的理论在临床治疗上的指导价值，而且我的用药经验也是能够经得起大家重复检验的。

再举一个案例，是"多食易饥冠心病"验案。这个患者姓李，男性，53岁，病案号是 1089405。他主要是因为心悸、胸闷憋气反复发作十余年，在 2002 年 10 月 10 号按冠心病收住院的。患者在十多年前开始出现心慌、心悸，甚至伴有胸闷、胸痛、憋气，心电图发现频发的房性早搏，长期服用胺碘酮，10 年前又患了下壁心肌梗塞，然后就出现胸闷、胸痛、憋气、心悸时有发作，活动以后加重，休息或用硝酸甘油以后可以缓解。5 年前做心肌核素扫描，提示静息状态下左室后部、下壁局部心肌灌注不良，1 年半前冠脉造影示：左主干狭窄 50%～70%，右冠脉多处狭窄大于 75%，患者拒绝冠脉介入治疗和冠脉搭桥手术。

入院时候患者就是胸痛、胸闷、憋气、心悸，劳累和休息均可以发作，用速效救心丸 3～5 分钟后可以缓解，患者的体力不受限制，夜间偶发阵发性呼吸困难，坐起以后可以缓解，多食易饥，大便次数多，每天 7～8 次，色黄质软没有脓血，也没有腹痛，睡眠不好，舌质紫暗瘀斑，舌苔黄腻干，脉弦滑数。

这个病人既往有脂肪肝、慢性结肠炎十余年，高胰岛素血症 5 年，腔隙性脑梗死 1 年，甲状腺腺瘤术后 3 年，血压是 120/80mmHg，形体比较肥胖，双肺也是正常的，心率 75 次 / 分钟，心律不齐，5～6 次 / 分钟早搏，心电图提示这个早搏是一个交界性早搏伴室内差异性传导。超声心动示左房稍大。B 超示轻度脂肪肝。肝功：谷丙转氨酶 96IU/L，总胆固醇 6.35mmol/L，空腹血糖 2.36mmol/L，低密度脂蛋白 4.07mmol/L，载脂蛋白 B2.93mmol/L，血浆纤维蛋白原和凝血酶原时间正常，促甲状腺激素 5.29mIU/L。入院诊断：冠心病、不稳定心绞痛、慢性结肠炎、脂肪肝、高胰岛素血症、腔隙性脑梗死、甲状腺腺瘤术后。当时的辨证是胃神火盛、食积化热、灼伤血脉、心脉闭阻。

治疗：入院后在患者原有西药治疗的基础上，每日静脉点滴大蒜素，用它活血通脉，另外服用：黄连 10 克，丹皮 12 克，当归 20 克，升麻 10 克，生地 50 克，熟地 50 克，石菖蒲 15 克，生山楂 10 克，神曲 10 克，赤芍 20 克，白芍 30 克，乌梅炭 10 克，赤石脂 30 克，仙鹤草 50 克，每日 1 剂，水煎服。3 剂后症状显著好转，5 剂后胸闷、胸痛、心悸诸症明显缓解，饮食减少，大便每日 2～3 次，体重开始下降，舌脉逐渐正常，心电图示早搏消失。上方剂量减半继服 10 天，病情无反复，带药出院。

这个患者除了瘀热闭阻心脉所致症状以外，最突出的表现就是多食易饥，当时患者描述说，感觉到里面有一个绳子往里面拽，不吃不行，这是胃神形俱盛的表现，多属传统中医的胃火炽盛，因此以清胃散作为基本方，重用了黄连、丹皮、生地、熟地抑制胃的神形俱胜；用生山楂、神曲、升麻、白芍、当归、石菖蒲、赤芍消积热，活血脉；乌梅炭、赤石脂、仙鹤草固肠止泄。不专治心而重抑胃之神形俱旺，胃肠与心脏病变均得以迅速控制，所以这个疗效出奇的好。

最后我就做一个总结，上面是我对形神分治理论的一个简要的介绍，可以作为一种指导，但是实际临床中还需要进一步的细化，不同脏形组织的神的特异性调神药物，我们还要在这方面完善，这样的话才能完善神形分治的理论，提高我们临床诊疗的水平。作为一个新的提法提出来，有可能给大家带来一些帮助，也希望大家批评，或者是有兴趣的话可以参与进来，完善形神治疗的措施，这样将造福于更多的人。

好，形神分治理论我们就讲到这儿。

2. 如何"预测"病人体温变化，并能"超前用药"？

自然界阴阳节律和寒热节律是一回事吗？若不是，两种节律之间是什么样的关系呢？这两种节律在人与环境之间是否保持一致呢？这些关系对我们诊治疾病有何指导价值呢？中医界始终没有关注这个事，始终都是把阴阳节律和寒热节律混为一谈，好像一说阳就是热，一说阴就是寒……

下面我要讲的就是阴阳节律和寒热节律为什么不同步？也就是阴阳节律和寒热节律为什么存在时相差？为什么讲这个问题呢？因为中医里面讲阳盛则热，阴盛则寒。说阳盛则热，好像是热就应该温度高，对不对？阴盛则寒，寒就应该温度低，是不是这样？好像应该保持一致，但是为什么又不一致呢？我们先来看一看，这个不一致体现在什么地方！

我们分成两部分讲，第一部分是昼夜节律，也就是日节律，阴阳寒热昼夜节律的时相差，我们先讲这个，一会儿我们再讲阴阳寒热年节律的时相差。我们重点要讲的是阴阳寒热昼夜节律的时相差。

大家都知道人的正常体温在黄昏前的几个小时是最高的，也就是一天里下午五六点钟体温最高，而不是中午阳气最隆盛的时候。你看在自然界中阳气的变化，中午阳气最盛，但是为什么人的体温不是最高？这是一个事实上存在的问题。正常的最低体温是什么时候？是在早晨天快亮的时候，天亮之前那个时候体温是最低的，可是阴气最盛是什么时候？是夜里 12 点，阴气最隆盛的时候是子夜，它差了四分之一天，这就是它们在时相上出现的一个差别。

但是中医界始终没有关注这个事，始终都是把阴阳节律和寒热节律混为一谈，好像是一说阳就是热，一说阴就是寒，认为两个是一回事。但是表现出来的确不是一回事，确实是有差别的，所以说用我们中医里面已经讲到的这些东西没法解释这个现象，解释的不满意。具体怎么解释？一问你就不知道了。那为什么阳最盛时体温不是最高，阴最盛时体温不是最低？你就解释不了，没有一个可以解释的理论。

下面我就具体的来谈一下阴阳昼夜节律和寒热昼夜节律的概念差异、时相差、两个节律产生的机理以及怎么样运用这些机理来指导我们的临床实践。

首先我来谈一谈它的概念差异。什么是阴阳？阴阳本来的意思是对着阳光的为阳，背着阳光的为阴，就是向阳的为阳，背阳的为阴，这就是阴阳本来的意思，为什么这么定义呢？有人说阳光照射的多了就产生温热效应，那么由此引申就把引起温热效应的物质称之为阳气，它的属性就属于阳气，反之就属于阴气，对不对？就人体而言，引起热效应的物质就是人的阳气，而引起冷效应的就是阴气。当然阴阳到现在我们中医里面没有一个精确的定量单位，就是说多长多短，多轻多重，没有一个单位衡量，只是说从昼夜的变化，以及向阳不向阳，只有定性，没有定量。

那么寒热的概念是什么？寒热是反映温度的相对概念，它只是温度。以某一温度为标准，低于这个温度就是寒，高于这个温度就是热，寒热是一个精确的定量概念，它的单位就是度，因此寒热是可以精确定量的，是能够定量表述的，而阴阳只能是定性表述，这就是两个概念的差别。一个是温度，一个是与阳光相背，一个是定量的，一个是定性的。

这两者之间到底有没有关系呢？在中医里面肯定是说它们之间是有关系的，由于阴阳之气的变化可以影响热量的产生，从而在一定的物体中可以影响温度的变化。例如你拿一块黑的东西放在阳光下晒，一会儿它就热了，对不对？所以可以通过寒热的变化间接反映阴阳的变化。你拿黑的东西在外面放了一个小时，我一摸烫手，就说明外面阳光可以，如果是凉的就是外面阳光不好，可以做出判断。说明阴阳和寒热之间确实是有关系的。在中医里面也有阴盛则寒，阳盛则热，说明这个现象古人早已经知道了，阴阳寒热之间的关系已经知道了。但是虽然寒热是由于阴阳化生、变化来的，但是并不等同于阴阳。

下面再看一看阴阳的昼夜节律是什么样的。这个大家在学《内经》的时候，应该已经是比较清楚了，中医基础里面应该也讲了。中医认为天人合一，在这种观念的指导下，在《内经》里面有很多地方都提到了自然界和人的阴阳昼夜变化的节律，而且认为是一致的，就是自然界的阴阳节律和人的阴阳节律是一致的，这是由于人们在长期进化过程中适应自然环境的一个结果。

你看《灵枢·营卫生会篇》说："日中而阳气隆为重阳，夜半而阴隆为重阴……夜半为阴隆，夜半以后为阴衰，平旦阴尽而阳受气矣。日中为阳隆，日西为阳衰，日入尽而阴受气矣……平旦尽，阳受气，如是无已，与天地共纪。"就是说整个自然界都是这么一个循环，到晚上阴气最盛，然后转向天亮的过程中阳气开始长，到中午的时候长到最大，然后又开始往下衰，一直到半夜的时候阴气最盛，往复循环。

前面讲的是天地的阴阳，是自然界的阴阳。再看看我们人的阴阳是什么样的？《素问·金匮真言论》里面讲："平旦至日中，天之阳，阳中之阳也；日中至黄昏，天之阳，阳中之阴也；合夜至鸡鸣，天之阴，阴中之阴也；鸡鸣至平旦，天之阴，阴中之阳也，故人亦应之。"这句话是什么意思？就是自然界的阴阳是这样的，人也是一样的，也是对应的。由此可知，无论是人，还是自然界，阴阳的昼夜节律变化都是从早晨平旦时阳气开始上升，日中达到最强，然后逐渐下降，到黄昏阳气尽，阴气开始上升，到夜半的时候，阴气就盛极了，后半夜的时候阴气渐衰，平旦的时候阴气尽阳气开始升，就这样周而复始，人和自然的阴阳规律变化是完全一致的。

我们再来看看人与自然寒热节律的昼夜变化。在经典的中医著作里面根本没有提到过人与自然寒热昼夜节律，但是随着度量方法的使用，现在已经有资料提示人与自然的寒热昼夜变化节律。关于自然界的寒热节律，有资料是这么讲的，说气温在 24 小时之内的变化，用常年的平均数来看，最低气温发生在早上五点到六点，最高气温发生在下午两点到三点，这是自然界的温度。我们都有体会，中午的时候很晒，下午两三点的时候最热，快到傍晚的时候，太阳虽然挺大，但是那会儿已经开始凉快了，我们都有这个感性认识，这些资料也证明了是这样。

人的寒热昼夜节律也有资料显示，人体的体温在后半夜四点左右最低，也就是黎明前，清晨以后，八点以后迅速上升，经过一个缓慢的上升阶段，到下午十六点前后，也就是四点钟前后的时候达到最高值，体温到这个时候是最高的，然后开始下降，入夜以后下降速度加快，这就是人体的体温昼夜节律的一个基本模式。

你看这两个之间是有差别的，我们看看这个时相差是多少。根据刚才讲的可以看出来。第一，人与自然界阴阳昼夜变化节律是同步的，没有时相差。第二，无论人与自然，阴气最盛的时刻是午夜，和温度最低的时刻相差大约是四分之一天，因为温度最低是日出以前，差了四分之一天。第三，在自然界，阳气最盛的时刻是中午，温度最高的时候是下午两到三点，这个时相是差了两到三个小时，在人阳气最盛的时刻也是正午，体温最高的是时候是在下午四点，这差了四个小时。那么在自然界，温度最高的时刻是下午两点到三点，和人体最高的下午四点相比又差了一两个小时，这就是它们的具体的差异。

但是为什么出现了这个差别？这就是我们应该搞明白的，如果我们搞不明白，那我们想把发热性的疾病治好恐怕就没有那么简单了。我们看看产生的机理。

阴阳昼夜的节律是由于地球的匀速自转形成的，是地球上每一个固定的区域在午时的时候离太阳最近，所以呈现阳气最盛。到子时的时候离太阳最远，所以出现了阴气最盛，因为毕竟离阳光最远。那么日出和日落这两个时刻是介于两者之间的。人类在漫长的进化过程中，就逐渐形成了一个同步的阴阳昼夜节律，因此阴阳昼夜节律无论是人还是自然都是这样的。

那么寒热的昼夜节律是怎么形成的。就每天地球表面温度的变化而言，如果我们假定空气不运动，天空是晴朗的，地面都是固体，没有向下传导的热，那么地表温度随着时间变化与太阳照到地面上的入射短波辐射减去净向外长波辐射成正比。也就是说照进来的阳光和反射出去的阳光，把这两个都考虑进来，温度是与哪个成正比呢？就是你照得越多温度越高，出去的越少温度越高，对不对？这个地面的温度就是这样形成的。

在日落之前，就是在日落到日出这个时候，阳光几乎都是零，对不对？阳光与地面的夹角几乎是平的，基本上阳光还是照不到地面，等落下去后也是照不到，所以给它的阳光是零。那么在中午的时候，阳光垂直照射，给的阳光是最大的，到夜间的时候没有阳光照射，只有往外散热，所以，这个时候进的阳光和出的阳光相减的话一定是一个负值，也就是说以散热为主，那么地面的温度就逐渐减少。日出以后，随着照射的阳光逐渐增加，往外散的热也在增加，但是入射的要大于往外散的，所以这个时候温度是升高的。从正午到下午三点这个时间，根据测量，照射进来的光形成的热和散出去的热基本上是一致的，所以这时候就出现了一个最高温度。这是不考虑空气流动、水这些因素。

当我们考虑到有空气的流动、云雨的变化时候，寒热昼夜的节律就受到影响了。由于近地面的温度日际变化比较大，以至人在进化过程中不可能形成与之完全同步的寒热昼夜节律，尤其是在温度最高的时候，机体需要随之做出调整，所以反映人体寒热昼夜节律的体温最高时刻往往是滞后地面温度的，也就是说自然界气温变化总与自然界的阴阳变化不能一致，但是人的体温与自然界气候温度变化也不可能保持一致，有一个适应的过程，所以就比它落后几个小时。这就是人的寒热节律和自然界的寒热节律出现时相差的原因。

形成这个差值对我们指导临床有什么意义

一个就是认识病变的机理。以前说发热性的疾病，我们在学中医基础和诊断的时候可能学了好多名词，比如日晡潮热，就是下午三点到五点，这叫日晡潮热，到这时候体温高。还有暮热早凉，就是傍晚的时候体温就高了，到天亮的时候身体就凉了，这又是一个。还有下午阴虚发热。光看名字讲，日晡潮热是阳明之热，暮热早凉是阴虚，还有下午阴虚发热，这一讲好像都很明确，但是仔细一看这些发热几乎是同一个时间，到这个时候量体温都是高，根据这个体温怎么判断这是阳明发热，还是阴虚发热呢？没法判断！这只是在名词上区分开，在客观上没有区分开来，而且还不合乎日中阳气隆，日西阳气已虚的这样一个阴阳节律的变化。解释机理的时候，就像我刚才说的，好像是解释清楚了，但是为什么这些病都是这时候发热根本没有解释清楚。这就容易让我们在学习的时候感到困惑。

根据人体寒热昼夜节律的变化，我们就知道正常情况下在傍晚这段时间我们的体温是最高的，说明这个时候机体产生热的能量就是最强的，这时候正邪斗争是最激烈的，所以机体产热就更多，这就可以解释发热都是在下午以后最重，而不是去按照阴虚、阳明解释。

另外就是还可以预测病情的变化。这一点在临床上很重要，根据阴阳昼夜节律变化，我们是不能够预测 1 天中发热程度变化的。虽然不能根据阴阳的变化预测发热程度会有什么变化，但是我们可以根据寒热昼夜节律预测 1 天中什么时候发热程度最严重，什么时候最轻。一般情况是早晨最低，下午最高。有人对 121 例发热病人做了研究，包括呼吸道感染、急性支气管炎、慢性支气管炎、肺炎、伤寒、泌尿系感染和其他的发热患者，每人每天间隔四小时量体温，他们发现下午两点的时候体温明显升高，这时病人数量明显增多，到六点多最多，也就是说到下午六点的时候发热的病人最多。而体温最低发生在早上六点到十点。若来了一个感染的病人，我们要清楚这个病人到傍晚的时候体温肯定要上来，到晚上以后开始逐渐地降低，早晨就能降到一个较低水平。我们在早晨查房时候经常遇到病人说，今天体温降至 38.5℃。如果遇到这样的病人，你心里面一定要明白，他没有好转，只是自然界寒热节律的变化对人体的影响，在这个时候就应该是低的，并不是你的药物起了作用，而且可以预测，下午体温肯定还会高起来，到中午以后就升起来了。所以我们应该想到目前的治疗并没有取效。如果说到下午，病人的体温 37.8℃ 或者 38℃，前 1 天还是 39℃，这个时候 38℃ 说明病人的体温下来了，治疗是有效的，就可以做出这个判断。

第三，根据这个规律，我们还能够指导临床用药。就是什么时候用什么药，这个很有意义。因为 1 天里热度的变化，下午至傍晚最高，早晨最低，那么对于发热性的疾病，我们应该怎么处理呢？到半夜病人来了，下午体温还是 39℃，这会儿 38.5℃，你不用给药体温就会下来，因为一过 0 点体温自然就会往下降的。如果要给退烧药，应该在发热加重以前给，如在下午 3 点体温最高，那就在两点的时候给药，那下午就不烧了，要先及时给药，或再提前一点，总之是在体温升高之前给药。如果过了夜里 12 点，38℃ 都不用给药，早晨肯定就到 38℃ 以下了，自然就下去了，就是 39℃ 也是这样的，也会往下降。

总而言之，一过子夜体温就往下降，这是自然的规律。

另外，我刚才已经谈过寒热节律的变化，实际上是阴阳节律变化对人体的一个影响。由于气候对人的影响，才产生了这样一种寒热节律的变化，也就是说寒热的产生根本原因就是阴阳的盛衰，所以中医讲的阴盛则寒、阳盛则热是没错的。在我们治疗发热性疾病的时候，我们应先及时给药，还可以到某个时候不给药。

对阳虚的病人、体温低的病人我们怎么给药呢？根据阴阳昼夜节律的关系，我们可以选择适当的时机。根据人们以前的经验，对于体温较低的虚寒性疾病，在调补阳气时选择什么时间呢？上午给药补阳，阳气就容易补起来，这时候阳气正处在一个升发的时候，顺势给予补阳药，最容易激发人体的阳气，这样就不容易产生不良的反应。

像明朝、清朝时中医就已经发现补阳益气的药应该在早晨服和上午服，滋阴养血的药应该在黄昏服和夜晚服。另外还有西医学在临床上用的激素，糖皮质激素——强的松，这类药用进去以后确实产生阳热反应，而且发现早晨八点钟一次给药，它的副作用最小，疗效最好，如果一天三次给药，它的副作用增大，疗效还不是最好。这也正好符合阴阳节律。

上面讲的是昼夜节律、阴阳节律和寒热节律的差别，还有一个刚才我们提到了就是年节律，一年四季的阴阳节律是什么样的？一年四季仍然是这样，就是温度最高的时候，和阳光照射最多的时候是不一致的。一年中阳光照射时间最长的是哪天呢？是夏至。白天最短的时候呢？是冬至，白天最短夜间最长。这样看，就是夏至的时候是阳气最盛的时候，冬至的时候是阴气最盛的时候，春分秋分就是日夜平分，阴阳是平衡的，这就是它的一个节律。从春天阳气开始长，然后到夏至最高，然后到秋分又是到一个平衡，然后到冬至达到最低，阴阳年节律是这样的一个变化。

一年四季寒热的变化就不是这样了，一年四季什么时候最热呢？是夏至吗？不是！夏至以后数伏才开始，数伏以后45天气温是最高的。冬至以后才开始数九，冬至以后45天是最冷的。所以说一年四季的阴阳节律和寒热节律差了45天时间，你看是不是这样？

　　有关人体寒热年节律这方面的资料是没有的，没有人做过这方面的研究，但是自然界阴阳节律、寒热节律的时相差对指导我们一年里面什么时候用药，其实也是有帮助的。你像冬病夏治，就是冬天的病拿到夏天来治，冬天遇冷加重一般都是阳虚，补阳的时候就在阳气盛的时候来调整，这也是利用阴阳寒热节律时相差来指导中医临床，但这方面的研究相对比较薄弱一些。

　　其实昼夜节律也不是说已经有了多么深的研究，我搜集相关资料就搜集了好多年，最终才理出来这么一个头绪，这在以往任何一个资料里面都是没有讲的。

3. 证的困惑：对辨证论治的悟彻

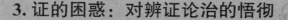

　　证作为辨证施治的核心要素，它的定义在教材中讲得很清楚，正因为它至关重要，所以有关证实质的研究一直作为国家重点资助的项目，在大量的人力、财力投入之后结果如何呢？有些实验结果却不那么的令人满意。

　　下面我就讲与临床相关的这些感悟，首先讲一下与中医诊断相关的问题，我想首先讲一个最重要、最令人困惑的问题，即中医证的本质是什么？

　　你们在学校讲过证是什么，觉得那个概念蛮好的，但实际上是心里面清楚，到实践中根本就不是那么回事。辨证论治作为中医诊断疾病的一个最基本的特色，已经被人们说了无数遍了，大家已经非常熟悉了，一说中医诊治的基本特色是什么，都知道是整体观念、辨证论治这两大特色。

　　有关证实质的研究，之前一直作为国家重点资助的研究项目，受到了非常广泛的关注，国家投入了大量的资金，用以研究证的本质、证的实质，但是由于对中医证的理解存在很大的片面性，以及受到西方医学的影响，早期的这些研究是想找到诊断某个证候的金指标，也就是说只要见到这个指标就可以诊断什么证，这是受西医的影响。结果大量的人力、物力、财力都投入进去了，不但没有找到什么金指标，其实任何一个证可以说几乎不可能有金指标，也没有真正搞明白证到底是什么。也就是说研究了20多年，实际上还没有说明证是什么，现在有关证的研究还在继续，这是很正常的。现在进展到什么程度了呢？在前面进行了大量的工作仍然没有搞清楚证是什么，难道说这么多人，这么多的钱投入进去了，就应该找不到吗？原因出在什么地方？实际上是没有把证搞明白就进行了这么多的研究，纯粹是用西医的东西来解释，这个肯定是搞不明白的。

最近几年又有一些关于证的研究，他们怎么研究呢？有证的基因组学、蛋白组学的研究，也有一些论文的发表，但是这些所有的研究对于提高中医辨证论治水平帮助很小，可以这么说，就是这么多的人力、财力、物力投入进去了，从原来的生化指标一直到现在的基因组学、蛋白组学研究，并没有哪一项研究大大提高了辨证论治水平。

既然没有搞明白，那我们就得分析它的原因了。我们先来看一看这个证的概念，我们就知道前面的人为什么不能够把辨证论治水平再提高一点了。

证的概念在中医教材里面一般定义为，证是机体在疾病发展过程中某一阶段的病理概况。具体的讲，它包括了病变部位、原因、性质、邪正关系，反映出疾病发展过程中某一阶段病理变化的本质，这就是证。这个概念看上去是很好的，但是回顾中医发展的历史，那你就会发现这一个理想化的定义根本没有反映中医的实际情况，找不到任何经典名著里边有符合这一定义的诊治理论体系，包括伤寒的体系、温病的体系、藏象经络体系、病因体系，没有一个体系是在这样的定义下构建起来的，可是这些体系都在有效地指导我们的临床。所以我们曾经与所有的中医和中西医结合的工作者共同困惑过，始终想搞明白中医的证到底是什么，一直困惑到现在。下面我就谈一下自己这 20 多年的困惑、思索后的见解。

有关证的争论，可以说是各个时代都有很多的文章，我在这些有关证的各家见解里面，觉得有一个说得是非常切合实际的。说证就是证据，很简单，就是证据的简称，这个比较切合实际，它高度概括了中医是在摸清楚疾病某个阶段确切的证据以后，根据这个证据和积累的经验进行治疗。它找到的是证据，是辨证据施治，简称辨证施治，我觉得这个好。我们要解决患者的问题，以什么为依据，当然是以证据为依据，所以说这个讲得是最好的。你再回去看伤寒、温病这些都是在找证据，太阳病的证据、阳明病的证据、少阳病的证据，就是它的表现，然后决定用什么方子，不需要解释那么多，只要你见到这些证据就可以这样来治疗，是一个很简单的事情。

我们再回顾一下，我们人类是怎么认识自然界的，其实你看人类在认识自然界的时候，首先对自然界进行分类，包括我们说的阴阳分类、上下分类、左右分类、男女分类，这些都是一些简单的分类。你再看看我们历史上所有的这些大的科学家，他们首先是一个分类学家。你看李时珍写的《本草纲目》，人们特别关注他对自然界这些药物进行的分类，他在植物界、生物界影响都很大，所以说一个大的科学家首先是一个大的分类学家。

那么在进行分类的时候，作者就建立了一个相对独立的体系，按照这个分类体系所形成了一个知识体系。历代中医药学家对疾病、病因、药物及各种治疗方法进行分类研究以后，逐渐认识并确定各类疾病表现与各类治疗方法之间的联系，形成自己的一个知识体系，也就是说哪一类的疾病用哪一类的治疗方法，或者哪几类的治疗方法，其实整个中医研究下来就是这样的。

所以说从认识的层面上来讲，历代中医学家对疾病表现及与其相关的事物现象进行归纳后的具体分类，这就是证候，就是辨证论治的依据。

我们在讲中医辨证的时候，什么证下面一定有相关的症状、体征以及相关的信息，如果没有这个，光提一个证的名字这是没有意义的。我们在治病的时候，实际上是根据患者的症状，证名有没有都无所谓的，然后你用个合适的方子就对了。本来是很简单的事情，证就是证据，证就是分类。把疾病分成一类一类的，你分的越多它就越详细，每一个详细的证有一个或几个对应的治疗方法，那么，整个的治疗水平就提高了。所以说，从认识的层面上来讲，证是我们人类对疾病表现进行的分类，就这么一个简单的事情。

有关这些分类之间的联系，比如说，肺阴虚、胃阴虚、肾阴虚它们之间的联系，以及每一个分类内部症状、体征之间的联系，就是这些疾病信息之间的联系，我们一般习惯给予一个解释，这个解释的体系，实际上就是对疾病的病因、病位、性质、邪正关系这几个方面给予的一个解释，是这样进行的一个病理概括。因此，从理论上来讲，证的实质是什么？证的实质就是对疾病的理论解释。肝肾阴虚、肝阳上亢，这是一个解释，这是对疾病的一个理论性的解释。

但是由于各个中医药学家认识的角度、能力、所处的时代不同，对疾病解释的真理性也就存在很大的差异了，完全根据某些理论来治疗疾病，自然就存在很大的盲目性。比如说，来了一个发烧病人，就认定这是一个热证，怕冷就认为是一个寒证，因为根据他的经验他觉得应该是这样，这未必诊断正确，因为他是根据自己的经验来的，这样他对疾病认识的准确性就很差了。所以，不能够完全根据他自己的理论推导来认识和治疗疾病，这也就是说部分患者虽然辨证选药看起来很合理，我认为是这个证，然后我用的是治疗这个证的药，结果没有效，原因在哪儿呢？不是同一组临床信息他概括了相同的证，或是不完全雷同的临床信息他也概括了那个证，都叫这个证名，然后针对这个证名，针对他判断出的病理性质概括用药，这时候就未必能够取得好的效果了。但是如果说他的临床症状、临床表现、临床信息和以前的临床信息完全一样，那个病是那么治好的，那么多的病都是那么治好的，你如果遇到的这个病人的临床表现与他们的完全一样，你就完全可以用同样的办法治疗，可重复性就很好。所以说"有是证用是药"，就是有这组临床表现的证据就用这个方药，这样就好多了。这是中医的"有是证用是药"最符合实际的一个解释。

中医的临床实践证明，医生能够牢记证候的表现和相应有效的治疗方法，你可以完全不管他是怎么解释的证，一定能够取得治疗效果，所以说，从实践层面上来讲，证是什么呢？就是证候，就是临床表现的特点。证候指的是一群的症状，一群的临床表现，这才是证的实质。

我们刚才谈了，从认识上证是分类，从理论上证是对分类的一个解释，从实践上证就是一群临床表现，这就是证的实质。看你是从哪个层面上理解。如果说从认识的层面上来讲，它就是一个分类，那你去研究证的实质，你做什么实验都没有用，因为这是一个认识上的分类。从理论上这是一种解释，解释是用已有的理论来阐明，那在这个层面上研究也不会有什么肯定的成就。只有在实践的层面上进行证实质的研究，才有可能搞清楚这一群症状、这一组临床特点它们内在的关系是什么，但你也不可能找到一个金指标，为什么呢？因为本来它就是一组症状确定的，你非要找一个症状就能把它确定下来，这是不可能的，所以说找金指标的研究那是注定要失败的，是不可能成功的。历史实践证明，这类研究已经是以失败告终了，所以，现在再也没有人说什么证的金指标。如果还要想找一个，这种研究恐怕再也不可能得到资助了。

我们在明白了证的认识、理论、实践层面上的具体解释以后，应该怎么样来发展中医？光靠解释是不能够发展中医的，虽然你解释能够自圆其说，虽然可以用新技术，说化验什么证的什么指标是什么样的特点，进行了一些粉饰，但是我不用你这个指标就已经可以诊断了，我何必要用你这个指标呢？一点意义都没有，所以仅仅是用新技术来粉饰自己的研究，根本没有把辨证的水平提高。

怎么样发展中医辨证论治的水平呢？应该靠细化完善中医在实践层次上的证候分类，这样才能够发现更好的更细致的针对性更强的治疗方案，这样才是真正的发展中医。也就是说，在临床表现特点上，我们可以做更细的划分，然后找到适应他的治疗方案，这才是中医的真正发展，前面讲的这些找金指标也好，蛋白组学、基因组学这些研究统统不能够提高辨证论治水平的。

好，这是我谈的一个非常重要，也非常令人困惑的证实质问题。

4. "症、病、证"：临床治疗如何用好 "三板斧"

> 搞明白"症、病、证"的真实意义，自然就晓得它们的具体指导价值了。

症是什么？它是疾病地具体表现，就是单个的临床表现，这个叫症，它可以是患者主观的痛苦症状，也可以是医生捕捉到的客观特征，也可以是实验室发现的异常指标，所有的这些自觉症状、他觉的体征以及实验室的异常指标统统都是症。

那么病是什么呢？病就是在一定病因作用下，不同人体在病因的作用下按照时序出现的所有症的集合，也就是说在这个病因作用于人体以后，先出现一组什么症状，紧接着又出现什么症状，然后又出现什么症状，只要从时间顺序上来讲出现了这一系列的症状的时候，这就是一个什么病。这是说当病因明确的情况下，它按照一定的规律来出现的所有症的集合。比如说痢疾，一开始是怕冷，接着肚子不舒服，然后便脓血，然后四肢发凉，然后休克，这是中毒性痢疾，这叫一个病，它是在痢疾杆菌的作用下，中医讲就是感受湿热、湿毒作用于胃肠以后，引起的一系列的变化，这叫病。

那么证是什么呢？证就是任何病人就诊的当时所有临床表现的集合，就是在他看病的这一会儿有多少症状，这些症状合起来就是病人现在的证，治疗的证据，我们可以对这个证据做一个解释，我们可以把这一群症状当成一个我们需要处理的证。中医习惯上用中医理论分析它，往往用几个词语做一个表述，比如说气滞血瘀、风寒束肺等，这个证就是患者就诊当下确定治疗方案的依据，就是现在他有什么，我就给他怎么治疗，这就是依据。

中医是辨证论治，不是辨病论治，也不是辨症状论治，但是这几个之间分不开，证是症状的集合，病也是症状的集合。证就是某一个病、某一个阶段、来就诊当下的症状的集合，所以说这三个之间能不能严格区分开来。我们在词语表达上可以区分开来，在实际中是根本不可能割裂开来的。所以只能这么来说，症就是病和证构成的最基本要素，病和证都是由症状构成的，而且这些都是确定治疗方案的依据。

根据病的诊断，可以确定患者整个病程中治疗的主线。比如说他是感受湿热引起的痢疾，在整个治疗过程中，从开始一直到终了你都可以用清热、燥湿、解毒的办法。

根据证可以确定最适合患者当下情况的治疗方案。比如说我们用了清热燥湿解毒的方法后，病人又出现了阳虚，出现了四肢冰凉，脉沉细微，出现了湿热伤阳的表现，导致因热致厥，在这种情况下我们还要加上回阳救逆，这样的话，清热祛湿和回阳救逆就同时用了。所以说我们既要根据病的特点来选药，又要根据当下的实际情况来选药，这些都是我们决定治疗方案的依据。

但在临床实际中，有的时候仅仅出现单一的症，既不能诊断什么病，也不能够诊断什么证，这时怎么办呢？我们就可以对症治疗，发烧了就退烧，物理降温，仍然是一个治疗的根据。所以，从本质上来讲，症、病、证具有内在的一致性，也就是说都是疾病的客观表现，都是治疗的客观依据。也就是说我们中医辨证施治实际上就是既是对症的施治，又是对病的施治，又是对整个当时证据的施治。

这样我们就不要把辨证论治仅仅理解成是证，辨病实际上仍然是辨证，辨症状实际上也是辨证，只不过是层次不同，概括的全面性、深刻程度不一样。虽有区别，但实际上它们之间有内在的一致性。

5. "虚实真假""寒热真假"与"脉症从舍"：相互矛盾时该如何取舍？

> 基于 20 多年临床实践中的困惑和思考，我认为"虚实真假""寒热真假""脉症从舍"是中医里的理论性错误，为什么敢提出这样一个观点呢？

好，下面我先讲一个问题，在中医诊断里面讲辨证的时候，专门做了寒热虚实真假这样一个章节来讲给学生们听，我上大学的时候教材上就有，现在依然还有，就是虚实真假、寒热真假与脉症从舍，这些理论是不是正确，我们来做一个分析。看虚实真假、寒热真假与脉症从舍的理论正确吗？

之所以敢大胆地提出这样一个疑问，是基于我 20 多年临床实践中的困惑和思考。如果我不搞临床，不做临床实践，就不会体会到脉症从舍这个提法的不可操作性，就是在临床上你到底是舍脉从症还是舍症从脉，怎么舍？为什么要舍？你实际操作的时候不知道该怎么做，也许会有人问，古今的医案里面不常常有舍脉从症和舍症从脉的精彩案例吗？有谁去思考过，这些作者有没有把脉舍错了？把症舍错了？把病人治死了或者治疗无效，这些案例他还写吗？他不写就流传不下来，那么怎么样证明舍脉从症和舍症从脉是对的呢？他们只讲了精彩的一面，把搞错的一面没有讲，所以给人们造成了一个假象，中医还可以舍脉从症、舍症从脉。

我们首先分析一下为什么这是错的，那既然要舍就应该舍假的，不能舍真的，对不对？那我们先来看，什么是真，什么是假。真就是实际存在，不管我们感觉到了没有。感知到了它存在，感知不到它依然存在，这个就是真。假的实际上是不存在的，也就是说我们感觉到了有这么一个东西，但是实际上是不存在的，我们没有感觉到它，它依然不存在，这个东西就是假的，所谓感知到了，那是一个幻觉，那是虚无的。

如果说这个疾病是从患者身上表现出来的，谁看都存在的，那一定是真的，你不可以舍掉。在学习中医诊断的时候，书本上还重点讲解了虚实真假、寒热真假的鉴别诊断，老师讲得很认真，引经据典，甚至举出典型病案，学生听得很认真，觉得很有趣，就记下来了，从来没有怀疑过老师讲得是错的。

　　我们应该知道，就是患者的症状对医生来讲实际上是一个客观真实的疾病信息，患者的主观症状对医生来讲就是客观真实的疾病信息。患者的体征对医生来讲也是客观真实的疾病信息，既然都是真实的信息，我们在分析疾病做出辨证诊断的时候，为什么要把真实的东西给舍掉呢？为什么要做出一个从舍的选择呢？应该都从才对，不应该舍弃任何一个，那么既然应该都是从而不应该舍，那为什么又提出一个脉症从舍作为中医诊断中比较有特色的部分提出来呢？我分析它的原因大概包括以下几个方面：

　　第一个方面，就是病情太复杂，也就是说客观的病情太复杂，客观因素比较多，分析不过来。

　　第二个方面，就是医生的主观性太强，这是主观性的因素。根据某些疾病的信息已经能够做出一个自己的判断，按照这个判断处理疾病治好了，那么就认为其他不好解释的性质相反的疾病信息是可以忽略的，然后说那个信息是假的。比如说"热深厥也深"，四肢冰凉、胸部灼热，就认为四肢冰凉这种信息可以舍弃，辨的是热证，然后用清热的药去解决，病治好了，所以四肢凉就应该舍掉的，就认为那是一种假象。实际上那是真相，因为确确实实是存在的，但是他根据其他表现作的判断治好了，所以他就认为这个脉症从舍是对的。

　　还有一种原因，就是一些医生判断分析能力严重的不足，也就是他的能力有限，他不能够分析清楚这些错综复杂的临床表现。他分析不过来，只根据自己的理解，认定某些疾病信息是真的，另一些是假的。就像我刚才说的这个，这种情况下就可能会犯一个错误，可能蒙对一半。假如说有十个病人，他这样去做，可能有五个病人能让他蒙对，其他的搞错了，蒙对的觉得自己高明了一把，没有蒙对的呢？就说病人病情重，我没有办法治好。把治好的归功于自己从舍正确，治不好的归咎于病人太重，总是认为自己高明。

　　在中医书里面还讲过"大实有羸状"，在虚实真假里面肯定讲过，但是实际上这不是一个真实假虚，而是一个因实致虚，就是因为实导致的虚，它不是一个假虚，虚也是真的，所以这是一个真实证又夹杂了一个真虚证的重症病人。那么"至虚有盛候"，就是特别虚的病人又表现出一些实的征象来，比如脾气虚的人，明显的腹胀，大量的腹水，这也不是真虚假实，它实际上是因虚致实，是真虚又夹杂有真实，是一个重症。同样，真热假寒，是一个什么呢？是阳盛格阴的真热证又夹杂着真寒证，仍然是一个重症。那么真寒假热也是，它是一个阴盛格阳的真寒证又夹杂着真热证，也是一个重症。所有的这些都是真的，没有一个是假的。

由于虚实真假、寒热真假与脉症从舍在临床实践中是根本不存在的，并且没有可操作性，所以以上的寒热真假、虚实真假、脉症从舍的表述，是与事实根本不符合的一个理论上的错误。因而需要作为一个重点提出来。也就是说只要你见到病人任何一个症状，不要以为有真有假，全是真的，全不应该舍，而应该去分析它，分析这些似乎矛盾的相反的这些症状它们内在的联系，你只有这样搞清楚了，才能知道从哪儿下手治疗，估计这个病情的轻重。

总而言之，在临床上不能够舍弃任何一个客观的疾病信息，不要再做出虚实真假、寒热真假的诊断。

6. "主观感受"和"客观检查结果"哪个更重要？

患者的主观感受对于医生来讲就是疾病的客观表现，医生收集的客观体征和理化检查结果往往带有医生的主观色彩。你说，患者的症状、体征、实验室检查结果哪个更加重要？

下面我要讲的就是主观感受和客观检查结果在我们诊治疾病的时候，哪一个更重要，到底应该以哪一个作依据。这个问题也是最容易困惑临床医生的一个问题。你看西医在诊断病的时候，去化验血、去做 CT、做 MRI 等，最后结果出来了说你是什么病，然后根据这个结果就去治疗了，对不对？现在已经形成了这么一个风气，大家都在这么看病，好像是主观感受没那么重要了，客观检查比主观感受重要，你说你疼了，你说你没劲了，医生说你的这种感觉意义不大，是不是这样？

一般患者在就诊的时候，先说的是自己身心上的不适，精神上哪儿不舒服、身体上哪儿不舒服，然后医生根据患者提供的这些信息，首先要给患者做体格检查，然后开出了很多的实验室检查单，就让患者去做，等检查结果回来，医生再根据检查结果，体格检查的发现和患者的自觉症状，以及疾病的相关信息，作出诊断，然后开始治疗了。这样医生和患者就完成了一次诊疗过程，看病的过程就是这样。

这些是西医看病的过程，你会注意到，西医对体格检查和实验室检查的结果，尤其是实验室检查的结果，非常的重视，对症状看的不那么重要。一般他们仅仅是把症状看成一个线索，而不是把它当成疾病本质的一种表现来看待，不把它当成治疗的一个主要依据。西医通常把实验室检查作为一级诊断证据，体格检查作为二级诊断证据，症状表现作为三级诊断证据，他们更相信实验室出来的，然后相信体格检查发现的，最后才是什么症状，也就是说有侧重的。

再看看中医是怎么看病的，病人来了以后我们一般通过望、闻、问、切四诊，把患者的症状、体征以及疾病的其他一些信息搜集出来，根据这些信息辨证，然后开出适合患者的处方。即便是现在的中医开了很多的检验单，那么结果出来以后，也只能够作为明确西医诊断的依据，基本上不能作为辨证处方的依据。病人来了血象高，那你用什么药？没用！还得根据症状和体征的辨证，这个来了诊断是肺炎，那个是肠炎，这个化验是血有问题，那个是大便化验有问题，但是临床表现如果完全一样的话，那么医生的整个治疗方案也不会有太大的差别。所以说西医诊断的证据——实验室检查结果对中医的辨证用药基本上没有什么帮助。中医通常是将症状和体征作为一级证据，体格检查结果作为二级证据，实际上很多情况下不作为证据。比如说来了一个病人胸痛，你给他辨完证了，处方出来了，他一做心电图显示为心肌缺血，或者是心电图没有显示心肌缺血，那你治疗还是一样，不因为你的心电图是什么样的就要改变我的辨证结果。这就是西医、中医对待症状体征、实验室检查结果的态度、侧重点。

之所以出现这么大的差别，主要是西医认为症状是主观的，主观的作为诊断依据不可靠，体征和实验室检查是客观的，不是病人自己感觉到的，西医觉得可靠。实际上对于医生来讲，患者的主观症状就是客观的，因为不是医生想象出来的，是人家本来就存在的，所以说患者的症状不是主观的，是客观的，这个客观对谁来讲呢？对医生来讲，实验室检查结果、检查体征以及病人症状统统都是客观的，所以说应该把它考虑进来。正因为都是客观的，中医就把症状、体征这些作为主要的辨证依据，实际上也是抓住了客观症状，那么他的处理结果仍然是没有问题的，也可以反复验证，对不对？

另外，严格地讲，完全把症状体征和实验室检查当成客观信息其实也不对，为什么呢？实验室检查还不是人做的吗？人在整个操作过程中已经有很多主观因素参与进去了，所以它的客观性也是有限的。体格检查也是这样，你摸着凉，他摸着热，你摸着肚子软，但是他摸着硬，虽然像是客观，但是实际上主观因素还是很多的，它也不是绝对客观的。

另外还有一个问题，就是实验室检查结果，到底是实验室检查结果和疾病的症状哪一个更重要，这里面实际上还有一个问题值得我们关注。就是实验室检查结果所获得的信息往往落后于疾病的实际表现，作为诊断依据的时候，相对来说已经不及时了，已经不是你看的那一刻了，你要把它作为一个治疗的证据来讲，实际上已经是非常不及时的一个证据了。症状体征都是看病当下的客观表现，作为诊断依据是非常及时的，这样就不容易延误病情，所以说，好多人治病只是依据实验室检查结果，一直等，把病等得严重了。

　　从这个情况来看，症状、体征、实验室检查结果都是关于疾病、掺杂有医生或者患者主观成分的临床表现，属于同等重要的疾病信息。在作为诊断依据时，不应该进行等级划分，也就是说不能侧重这个，忽视那个，哪个是第一，哪个是第二。因为你认为客观的，实际上掺杂了医生的主观因素，你认为是病人主观的，可是那个主观的恰恰对医生来讲是客观的，所以不能够去划等级。

　　中医在症状和体征诊治疾病方面，积累了数千年的经验，并形成了独特的理论体系，西医在依据实验室检查结果方面和体征方面积累了将近两百年的时间，也形成了自己独特的理论体系。如果能够将症状、体征、实验室检查结果给予同等的重视，把中西医各自积累的知识和理论有机地结合起来，这样患者就会减少痛苦，享受更多的人类认识的成果。

　　比如说病人来了，同样是怕冷发热，一个化验结果是败血症，另一个化验结果没事，这个如果完全按照中医理论可能就耽误了，对不对？如果参考了西医的东西，那你结合起来，这个病人就有救了，不至于耽误病情。

　　所以说我们应该把症状、体征、实验室检查都给予同等的重视，不应该有所侧重，而且要把中西医的这些东西有机地结合起来，在实验室检查结果没有出来之前我们根据症状、体征先做一个判断，先紧急处理，等实验室检查结果出来了，我们重新再来审视我们前面的判断，适当地调整治疗方案，真正体现中医的随证施治，因为证据不一样了，治疗方案也就必须调整了。

7. 为什么辨证无误而治疗竟然无效？

在临床上经常遇到辨证很准确，谁都说对，但是治疗没有效果，有没有这种情况？非常多见！这就是我们要深刻思考的。

我这一节要讲的就是为什么辨证无误而治疗无效？为什么出现这种情况

我们在临床上经常听一些中医大夫讲，说只要你辨证准确，治疗一定有效，如果说治疗无效，那一定是你辨证不对，是不是经常有人这样谈话？猛一听觉得是对的，似乎是正确的，但是仔细看一看整个中医临床实践的过程，你就不会同意这种错误的说法了，这绝对是一个错误的结论。

我相信大家都承认，知名的老中医一定比我们普通的这些医生辨证水平高，对不对？如果说连这些著名老中医的辨证水平我们都不认可的话，那么我们想找到能够辨证准的中医恐怕就更难了。如果著名的老中医都辨证不准的话，其他的中医就更别说了。我们应该认可他们的辨证大多数情况下是对的，但是他们并不一定能够把病治好，也就是说辨证对了却不一定能够治好。

我们举个最明显的例子，拿恶性肿瘤来讲，无论哪一个高明的老中医，就目前的辨证水平讲，几乎很难将恶性肿瘤彻底治好，对不对？你不能说这个老中医辨证不对，你换一个还不对？他没治好，你能说辨证不对吗？所以说他们辨证对了，就是治不好，我们只能这么讲。这就是辨证无误而治疗无效，最常见的就在这个问题上。

再看看我们临床过程，我们首先搜集疾病的资料，再辨证，然后选药，任何环节出现问题都可能治疗无效，所以，有效无效并不能够反证你辨证结果的错误与正确。你辨证对了，用药不得力，煮药的方法不对，喝药的时间不对，用量不对，那也可能无效，所以你不能说只要辨证准确就一定治疗有效，只要治疗无效就一定是辨证不对，这个认识肯定是错误的。

中医辨证实际上就是中医的核心诊断，病名诊断对中医来讲意义不大，主要是辨证。这个和西医的诊断是一样的，西医也可以在疾病诊断上很正确，仍然也治不好，也就是说诊断很明确了，不一定有确切地治疗方案、治疗手段，中医也是这样的，你辨证可以是对的，但是你治疗可以是无效的。

前面我们已经在证的本质里面谈到了，中医的辨证实际上是中医对疾病认识的一种分类方法，从认识的层面上来讲是一个分类，辨证是对疾病的一个分类方法。我们经常看到不同的疾病可以辨为相同的证，从而使用相同的处方，结果有的有效，有的就没效，这说明什么问题？说明中医的辨证还不够完善，还需进一步发展，不能够固步自封、自鸣得意。肿瘤辨证和其他的内伤杂病辨证可能都是胃气上逆、肝胃不和，同样的证，那你肿瘤治不好，其他的胃炎可以治好，或是有效。所以说证同治也同，并不是说证同治疗的方法也相同就都能治好。

由此可知，辨证无误治疗无效可能是因为辨证不完善；也可能是你治疗的措施不得力，不配套，还没有发现有效地治疗措施。辨证无误是在你这个水平上、在大多数人的水平上认为是无误的，但是从实际上来讲，是整个中医认识上的不完善，也就是说辨证还不完善。再一个就是治疗措施的问题。辨证无误而治疗无效这两个方面都可能存在，这也证明了中医的辨证需要发展，中医的治疗需要细化和发展，需要寻求更好的治疗方案，绝对不是他们讲的只要辨证正确治疗一定有效，如果治疗无效一定是辨证不对，这种说法根本站不住脚。

8. 治此愈彼：病人的惊讶喜悦和医生的"喜忧参半"

> 经常在报刊或中医书籍中见到"治此愈彼"案例报道，给人以神奇的感觉，这背后隐藏着什么规律呢？

好，下面就讲治此愈彼的原理是什么？就是治这个病而那个病好了，为什么是这样的？这在临床上经常见到，所以专门把这个提出来，搞明白为什么会有这种现象的存在？对于某些患者来讲，由于临床疾病相对较多，就是他自己身上的病相对较多，在他就诊的时候可能只讲了他比较突出的临床表现，忽略了其他一些表现，也就是说患者的主诉都是比较痛苦的，有的时候一紧张有些症状没讲，还有就是对这些症状不太重视干脆也就不讲了。医生根据他讲的，再结合自己搜集的资料做一个综合分析判断，开了一个治疗的处方，经过治疗以后，不但患者要求治疗的疾病好了，原来患者没说的一些痛苦也找不见了，这就出现了治此愈彼的现象，这种现象经常在书上和一些杂志上看到报道。

这些现象往往能够给我们和患者带来一些意外的惊喜，所以编辑愿意发表这样的文章，医生也愿意看这些文章，因为从中能够受到一定的启发和思考。之所以有这种现象的出现，我经过思考以后，觉得原因主要有以下五个方面。

第一种原因，就是彼此之间有内在根源上的一致性。也就是说没有讲的那个痛苦的表现，和已经讲的这些表现内在都是一致的，这是一种情况。有些疾病在临床上表现很复杂，但是这些不同临床表现实际上都是同一种疾病，同一个病机，医生根据患者提供的信息，全部的或者部分的，做出判断，得出来的结论是一样的。像我们判断一个人一样，看见鼻子长什么样，眼睛长什么样，就认定这人是谁，如果再看见耳朵，看见嘴，判断的还是他，也就是多一个信息少一个信息对于结论的判断来讲正确性不会受到多大影响，所以说你即便没讲，那根本原因还是一样的，这样的话患者没有讲全，你的判断是正确的，经过治疗以后没有诉说的疾病相关表现自然就会消失。比如说一个感冒的病人，咳嗽、发热、无汗、身疼，他给你讲出来的是这样，他说吃完你的一剂药后就觉得浑身有劲了，他第二次看病的时候不说其他的，他说浑身有劲了，你一看记录原来没说这些，这好像也是一个治此愈彼的现象。或者是说原来有鼻塞的症状，给你讲的时候光讲了咳嗽、咯痰、身疼、发烧，结果你一治疗鼻塞也好了。不管他讲没讲，你的辨证都是一样的。这实际上就是彼此之间有内在根源上的一致性。

第二种情况，就是彼此之间具有内在的因果关系。也就是说这个病、这一群症状和另外一个病是一个因果关系，是继发于这个病的，我治好这个病，那个病自然也就好了，这也是一种情况。所以，在一个患者身上，一种疾病可能是导致另一个疾病的原因，或者是先决的条件。比如身体严重虚弱的时候，像一些女性患者经常出现泌尿系统反复感染，而表现出尿中白细胞增多、尿频，如果患者忘了叙述这些疾病信息，只是诉说我感觉到神疲乏力、心悸、气短、腰膝酸软、记忆力减退这些症状，她没有说化验结果，你给了她养心、补肾这些中药以后，往往能够看到尿频、尿中白细胞也消失了，她没有讲的这些尿频和尿中白细胞增多，经过你治疗以后好了，她拿着化验单说，这个也给治好了，你真是高明。实际上这是由于正气不足，容易导致外邪的侵袭，经过扶正以后，身体抵抗力强了，感染自然就好了，虽然没有针对感染去治疗，但是因为抵抗力强了，自身愈病的机制就调动起来了，所以说身体抵抗力弱是一个先决条件，其他都是心肾不足的表现。心肾一补，其他的疾病自然就好了，也就是说彼此之间有一个内在的因果关系，治好了原因，结果自然也就没了。

第三个原因，是药物作用的多重性。一个药物有多方面的药理作用，根据我们掌握的方药知识，我们知道，一个药或者一个方子有多重的治疗作用，某些方药中也有新的治疗作用，我们还没有发现，像治疗咳嗽的贝母，人们没有发现它有抗结核的作用，只是知道它治咳嗽治喘，但是后来做这些研究的时候，发现它有治疗结核作用。所以它对一些结核病治疗有效，假如病人有淋巴结核，也有肺结核，你在处方里面用贝母、牡蛎、夏枯草等软坚散结的药，然后也用上治咳嗽的药，结果治疗一段时间，淋巴结核也好了。这种情况主要是治咳嗽，治疗淋巴结核没有好的办法，结果在治咳嗽的同时实际上把淋巴结核也治好了，这是药物有多重疗效的缘故。

还有就是治腹泻，把咳嗽也治好了，比如说黄芩，黄芩就是一个能够治疗腹泻的药，但是还有清肺热的作用，病人来的时候主要是腹泻、腹痛，结果针对病情一用葛根芩连汤，他说原来还有咳嗽，但是吃完你的药也好了。这不是说咳嗽和胃肠病变有什么关系，它没有什么关系，就是因为这个药有多种治疗作用，也会出现一种治此愈彼的现象。

第四种原因，就是一种疾病对另一种疾病的影响。由于生命现象的复杂性，我们发现的规律是极其有限的，对一种疾病能够治愈或者减轻另一种疾病的现象往往认识不够，这是什么意思呢？就是说我原来有一个病，现在又得了一个病，我新得的这个病可能还能治好前面的那个病，这种情况大家一般重视不够。最常见的例子比如说肿瘤患者，在感染高热以后，由于他身体的免疫力被调动起来了，部分肿瘤就能得到缓解，高烧的情况下肿瘤细胞可以坏死，肿瘤就得到缓解。这种情况下，患者退热之后肿瘤减轻了，甚至治愈了，如果将这种现象归功于你的治疗方案，那肯定是错了，原理上不是那么回事，只是一个巧合，而且是有规律的。高热以后抑制了肿瘤，所以治疗肿瘤现在有一种热疗，就是使这个肿瘤局部的温度升高，升高到一定程度就能把它控制住，甚至使肿瘤细胞坏死，这就是说一种疾病可以治疗另一种疾病，你治疗的是感染发热、感冒发烧，但是实际上肿瘤的病不是你治好的，是给你的一个假象，好像你这个药治好了感冒也治好了肿瘤。

第五种情况，就是纯属巧合。就是偶然的巧合，根本没有关系，就是药证之间根本没有任何的联系，经过治疗以后，没有作为治疗对象的疾病好了。像常见的季节性过敏性哮喘，一到那个季节就开始喘，过了那个季节就好了。如果在这之前正好患了呕吐泄泻，医生开了一个方子治疗呕吐泄泻，呕吐泄泻好了，哮喘也不发作了，为什么？正好过去那段时间，他就不喘了，季节性的，过去了他就不喘了，这会儿给你的印象就是我治泄泻连哮喘也治好了，实际上你根本没有治那个哮喘，你不治它也会好的。所以说这种治此愈彼的现象不存在什么值得深入研究的东西，不可以把这种经验也用于其他病人的治疗。如果说治疗的呕吐腹泻病人是哮喘刚刚开始，那么他呕吐腹泻可能治好，哮喘依然存在。如果在哮喘即将缓解的头两天治上了，那泄泻也好了，哮喘也好了。哮喘虽然好了，不是治好的，是自然自愈的。

　　治此愈彼的现象在临床上我分析大概是这五种情况，也可能有其他的我没有认识到。

9."病因属性"和"疾病属性"在治疗过程中是否"变脸"？

病因属性在疾病过程中是否恒定不变？如果不变的话，又怎么有"寒邪入里化热""湿热伤津化燥"这些说法；如果变化，其中奥妙对临床又有多大帮助呢？

好，下面我们要讲的这个问题是：病因的属性和疾病的证候属性在疾病过程中是否恒定不变？这个往往没有引起大家的重视，但是这个问题大家应该搞明白。我们在学习中医，论述外感疾病的时候，经常可以听说"寒邪入里化热"，见到"湿热伤津化燥"这些说法，对不对？这些说法在中医诊断学里经常见到，给人的印象就好像是寒邪可以变成热邪，湿热邪可以变成燥邪。

其实这种理解是错误的！化热实际上是指寒邪引起的表寒证变成了里热证，化燥是指湿热病邪引起的湿热证变成了津伤化燥证，应该这么来理解，并不是说寒邪变成了热邪，湿邪变成了燥邪，这样理解就错了。因为病因病邪的属性在整个疾病的过程中是不会变的，热邪就是热邪，寒邪就是寒邪，湿邪就是湿邪，它不会发生变化。变化的是什么呢？变化的只是证候的属性，就是这个病因作用于人体以后，由于人体本身的阴阳寒热虚实不一样，这个疾病的证候演变出现了差别，是证候的属性变了。

由此可知，寒邪致病以后，无论证候性质怎么变化，寒邪的性质是不会变的。热邪致病以后，无论证候怎么变化，热邪的性质也是不会变化，其他的也是这样，依此类推。

既然病邪的性质在疾病过程中是相对恒定的，所以我们治疗疾病的时候才可用相对固定的祛邪治疗措施。比如说感受了湿热病邪，那不管出现什么证候，只要一开始是湿热病邪引起的，不管以后怎么变化，贯穿整个治疗始终的方法都有清热化湿、清热燥湿，这是必须贯穿始终的。而这个疾病的属性出现了变化，那就是说我们在治疗的时候，不能单纯按照病邪的属性来给他确定治疗方案，还要根据证候的属性确定治疗方案，这就是辨证施治了，所以说在治疗选药的时候就要根据当时的证候来确定相应的治疗。比如刚才我们提到的湿热伤津化燥这样的患者，我们治疗的时候一方面是清热燥湿，要贯穿在整个治疗过程之中，同时要给予生津润燥的药，以适应变化了的证候，这样就符合了中医的辨证论治精神。因为在辨证里面，你的证据包括湿热病邪的证据，以及患者临床表现的证据，所有的这些证据都是你确定治疗的依据。我们认清楚了病邪性质在整个病程中不变的话，就针对这个不变的依据必须有一个不变的治疗方案，变化的证候就必须用变化了的方案，合起来就是一个完整的辨证论治的方案。

好，这个就说这么多。

10. "怪病从痰治"：有形之痰和无形之痰有何内在一致性？

中医提到的"无形之痰"比较难以理解，"无形之痰"所致疾病使用治疗"有形之痰"的方药又有很好的效果，其中奥妙是什么？

痰既是津液代谢异常导致的病理产物，又是进一步导致疾病的原因。在中医里面，痰分有形之痰和无形之痰，那么二者到底有没有一致性？在本质上有什么一致性？如果说没有一致性为什么化痰都能治好？所以下面我谈一下，有形之痰和无形之痰本质上有何一致性？

中医讲的痰包括咯出来的有形可见的痰液，也包括瘰疬痰核等停留在脏腑经络等组织中没有被排出的痰，这个痰中医称之为无形之痰，实际上这个瘰疬痰核还是可以看得见的，但是它不是真正意义上的痰液，所以中医把这个叫作无形之痰。

痰主要是由津液稠厚的这一部分凝聚而成，而且中医还认为痰可以随气机升降流行，内可以到脏腑，外可以到筋骨皮肉，可以形成各种各样的病证。痰如果停留在肺，可以表现为咳、喘、咯痰；痰阻心脉，可以出现胸闷、心慌；痰迷心窍，还可以表现为神昏、痴呆；痰火扰心可以出现癫狂；痰停于胃，胃失和降，就可以出现恶心、呕吐、胃脘痞满；痰积肠道可以表现为泄泻、下痢白胨；痰滞经络筋骨，可以出现瘰疬痰核，或者肢体麻木，或者半身不遂，或者阴疽流注；痰浊上犯于头，就出现眩晕昏瞀；痰气凝滞在咽喉，则咽中有梗阻感，吞之不下，吐之不出。

在临床上如此多端的临床表现，用化痰药都能够治愈，这说明一个什么问题？说明有形之痰和无形之痰在本质上一样的，都是津液凝聚而成的，只是因为津液凝聚的部位不同，临床表现而不同。如果津液凝聚在开放的部位，那可以见到咯痰、呕吐痰涎、甚至下痢白脓。如果凝聚在非开放的部位，就会闭阻经络，或者看到痰核，或者引起脏腑功能的紊乱。从这个角度上来讲，它的本质都是中医讲的炼液成痰，这是二者的一致性，所以说用化痰药都能够解决。

而具体到中西医结合的角度怎么来理解这个问题？你仔细想一下，现在医学用的化学药物，实际上是能够使痰液里面的蛋白成分水解、裂解，然后容易咯出来，显然这个痰液里面含有蛋白类的成分，它的浓度是很高的。见到的痰核可以是炎症性的，也可以是由蛋白代谢异常以后在某些部位停聚太多出现相应的症状。那么中医的化痰药在某种程度上实际上是能够化解这种异常聚集的蛋白，这是中医的化痰药治疗的本质，这是我的一个认识，当然这方面的工作没有人去做实验，只是我的推测。所以对炎症性的津液聚集，非炎症性的津液聚集，我们都可以用化痰药来治疗，从本质上来讲都能使这些过度积聚的有害蛋白化解掉。如果用中医的术语来讲，那就是能把炼聚的津液中稠厚的这一部分痰化掉。由于痰停留的部位不同，临床表现才各种各样，并不是因为无形之痰和有形之痰本质上有什么区别，本质上都是一致的，所以治疗上才能用同样的办法取得同样的效果。

有些学西医的医生，认为有形之痰和无形之痰的说法简直是无稽之谈。实际上从西医的角度来讲完全能够理解，这些化痰药确实是能够裂解这些有形之物，让它们稀释、化解，然后再重新吸收，这样的话西医应该可以理解它们本质上的一致性。

11. 面对多种辨证体系，选用何种最优?

中医的辨证理论丰富多彩，比如说八纲辨证、气血津液辨证、脏腑辨证、经络辨证、病因辨证、三阴三阳辨证、卫气营血辨证、三焦辨证，这么多的辨证体系，临床上几乎都能够用到，到底哪一个体系最好呢?

下面我就讲一下如何比较不同辨证理论的优劣。辨证论治是中医的一个最基本的特色，辨证理论丰富多彩，比如说八纲辨证、气血津液辨证、脏腑辨证、经络辨证、病因辨证、三阴三阳辨证、卫气营血辨证、三焦辨证，这么多的辨证体系，各个系统的理法方药都比较齐备，在临床上我们几乎都能够用到，临床运用的比较广泛，到底哪一个体系最好呢? 想过这个问题没有? 如果现在让你回答这个问题，你怎么回答? 哪个最好? 这个问题本身实际是一个伪问题，因为离开了具体的临床实际，每一个辨证体系的优劣是不能够评判的。就是说，你只有在临床遇到具体病人的时候，才能说哪个辨证最合适。

打个比方，就好比我们在不谈任何前提条件的情况下让你说步行、骑自行车、开汽车、开飞机，哪个能够使你最先到预定地点? 说步兵、海军、空军哪个能战胜敌人? 你肯定没有办法回答，因为你没有讲现在是一个什么样的情况，你就让我说哪个交通工具好，哪个兵种好，这个没有办法回答。因为每一个交通工具、每一个兵种只是在特定的情况下是优势，在其他的情况下可能就是劣势。

比如说现在是一个交通高峰期，汽车都堵得不能走了，自行车也很困难了，这时候什么最好? 步行最好，步行你可以走得都比这些快，这些车想走都走不了。另外走山路，在这种情况下，通过某一个山路到达某一个目标，这个时候骑车也不行，汽车也不行，飞机距离太近，根本没有必要动用，还是步行最好，是不是？当你讲条件的时候，步行反而比汽车、飞机、火车还快。打仗也是这样，如果在海上，步兵再强也没有用，那海军便是最强的。如果是空中敌机来了，这会儿步兵就不行了，一定是空军上去打，那才有可能战胜。所以说只有当具体的情况定下来以后，我们才能评价用哪一个比较好，而不是说不管条件就来评价。

那么，对中医的每一个辨证体系这也是这样的，治疗外感疾病的时候什么辨证方式比较好？就是三阴三阳辨证、卫气营血辨证、三焦辨证比较好，因为这些辨证的体系本来就是为外感病创立的。那么治疗内伤疾病时就用气血津液辨证、脏腑辨证、经络辨证、病因辨证，这样就比较有优势了。所以说疾病比较简单的时候，我们还可以用一种辨证，单纯的外感，那我们用一个辨证理论就够了。单纯的内伤，可能也是用一个脏腑辨证就够了，如果是一个杂病又合并外感的时候，这时候就需要综合应用这些辨证来确定治疗方案。这就好比在打仗的时候，或者要到达某一个地方的时候，我们会结合各种交通工具综合使用，各种兵种联合作战，这时候可以取得一个最好的效果。

这就是说对于中医所创立的这些辨证体系，离开了客观条件我们就不要评价它的好坏，具体到某一种情况下，我们必须做一个选择。之所以说不是一个问题，还要当成一个问题来讲，主要是让你对这个问题有一个清晰的认识，这么多的辨证体系不乱、不复杂，就相当于我们有这么多的交通工具，有这么多的兵种，在什么情况下用什么，需要根据实际情况单独或联合起来使用。

12. 中医诊断的"模糊"，恰可直击疑难病"软肋"

> 学完中西医之后，总能听到一些说法，认为中医的诊断太模糊了，不如西医诊断明确，所以就认为相对于西医的诊断来讲中医的诊断没有什么优越性，真的是这样吗？

学完中医再学西医，或者学完西医再学中医，总是能听到一些说法，就是中医的诊断太模糊了，什么肝肾阴虚、风寒、风热，太模糊了，不如西医那个诊断明确，所以就认为相对于西医的诊断来讲中医的诊断没有什么优越性，真的是这样吗？反正我不这么认为，我认为中医诊断理论它的优越性可以从以下四个方面体现出来：

第一个就是诊断依据明确。也就是中医的辨证不是想象出来的，它的诊断依据是明确的，所以中医的诊断具有明确性，中医诊断不但有病名诊断，同时还有在伤寒理论、温病理论、内伤杂病理论指导下的辨证理论，也就是它的诊断是命名和辨证双重诊断，这个诊断有明确的证候依据，也就是见到哪些临床信息才可以诊断什么证，不是说任意想象的，任意给它下一个诊断。

与西医在病因、病理解剖、病理生理指导下的具有明确标准的病名诊断相比，中医诊断依据的明确性是毫不逊色的。病理解剖也好，病理生理也好，以及病因，是作为疾病的信息，而患者的症状、体征以及其他的相关信息也是疾病的信息，这些都是等同的。所以说从诊断依据的明确性上来讲，中医比西医毫不逊色，因为西医诊断往往还忽略了症状和体征。所以说诊断的明确性是中医的一个优势。

第二个就是诊断结论能够高度概括疾病的全面状态。也就是中医非常注重整体观念，所以说它在搜集疾病信息的时候搜集的非常全面细致，在全面搜集信息的基础上，按照中医的理论来分析各种临床信息，最后做出一个全面的、能够解释各种现象的一个辨病辨证的诊断结果。但是由于中医不是实验室里理化检查的结果，所以其诊断的全面性也有不足之处，因为它不能够把实验室检查的东西考虑进来，中医在这方面是有欠缺的。

那么西医呢？在搜集疾病信息方面比中医多了很多实验室的检查信息，但在做出诊断结论的时候，又过分强调实验室检查的结果，轻视疾病的症状，这就暴露了它在指导思想和诊断结论上的片面性，也就是太重视实验室检查的结果，而中医重视的是症状、体征以及其他的疾病信息。由此可见，中西医诊断结论在高度概括疾病的全面性方面都存在一定的优势和不足，需要互相补充和借鉴。

第三个方面，就是在任何时候都能迅速地给出诊断结论，指导临床治疗。这是中医的一个优势，它不需要等实验室检查的结果，你看西医的诊断需要去化验、去检查，而这些检查的结果往往需要一定的时间，等结果的这段时间病人的诊断就下不了，所以西医不能给一个及时的诊断，经常见到诊断中写着原因待查，而中医不是这样的，检查完了就可以下结论，从来不见有什么原因待查的结论。所以在诊断指导治疗这个方面，中医诊断的及时性非常好，西医相对就不足了，它不及时。

第四个方面，就是对任何疾病状态都能诊断，也就是说中医的诊断理论有一个普适性，就是普遍适用性。任何疾病状态只要你来了，我都可以给一个诊断，比如西医在遇到以前见过的疾病的时候，可以做一个明确的诊断，但是如果遇到新出现的病，根本没有见过就不能做出一个明确的诊断了，西医就没有办法有效地指导这一类疾病的治疗。SARS 就是个例子，不能诊断 SARS，诊断了 SARS 不能指导治疗。在诊断这个病的时候，尤其是早期，西医不能够诊断。但是中医来了，不管你原来见过还是没有见过，我都可以根据中医的理论，做出一个比较明确的辨证诊断，也能够有效地治疗西医未知的疾病，SARS 就是一个例子，中医的疗效就是比西医效果好，没见过不要紧，我们仍然可以做一个诊断，这就是中医的优势。

　　由上可知，在疾病诊断依据的明确性方面，中西医是一样的；在诊断结论的全面性方面，中西医都有欠缺；但是在中医诊断的及时性、普适性方面具有明显的优势。那么如果中西医结合起来，把这些缺点互补，对于疾病的诊断和治疗就会更好。

13. 如何诊治类似 SARS 那样的"未知难症"？

> 相对于西医的病因学说，中医的病因学说似乎显得笼统模糊，具体病因的描述不如西医精确，难道中医的病因学说就没有什么优越性了吗？

我们学中医，尤其是学完西医以后，觉得中医的病因学说好像太笼统了，似乎跟西医比起来没有什么优越性，其实不是这样的。

中医在临床上始终强调辨证求因，审因论治，对不对？如果把病因说不对，中医怎么治病呢？那就没有办法治病。事实上中医通过审因论治，能够辨证求因，根据这个认识结果又能把病治好，这说明它一定有它的优势。

中医对病因的识别，并不是说看到了具体的风、寒、暑、湿、燥、火作用于人，才认为就是这个病因造成的，而是根据疾病的表现推断出来的。患者只要具备了相应的临床表现，就可以判断是受寒还是受热。所以说中医的病因是根据临床表现来推的，并不是说直接检测到了。还有很多情况是根据患者所处相应环境来判断病因，比如说居住潮湿阴冷，或者吃了生冷的东西，就可以考虑受寒了，如果没有这样病史的话，就是从临床表现推测。

但是在临床上，相同的原因可以导致不同的临床表现，比如说同样一个气温变冷，有的人就感冒了，有的人就冻伤了；还有不同的病因可以导致相同的临床表现。所以根据临床表现推测病因的时候，有的时候推断的比较正确，有的时候不是那么正确。

根据临床表现推测病因确实存在一定的困难，但是中医约定俗成的有这么一些规矩，也就是中医的辨证。说风寒犯肺，只要是咳嗽、喘、无汗、脉浮，就可以辨为风寒束肺，这就是根据临床表现诊断的。有的是细菌感染，有的是病毒感染，有的是过敏，都可以有这样的表现。从西医的角度来讲，这个病因确实是不同的，但是从中医的角度来讲，辨出来的又都是一致的，都是风寒，从这个角度讲中医在病因的认识上就没有西医那么精确了，如果中医也能认识到那么精确的话，那过敏就可能用祛风的，细菌感染可能用解毒的，病毒感染可能用解毒的，就会更准确一些。

其实，中医对病因的认识是一个分类，中医将病因分为六淫、疠气、七情过度、饮食失宜、虫兽、金刃、痰饮、瘀血、劳逸过度等。我们就拿中医的六淫来讲，六淫就是风寒暑湿燥火，风并不是指西医某一种具体的病原微生物，它不是说哪个病毒就叫风，哪个病毒就叫寒，或者哪个细菌叫风，哪个细菌叫寒，肯定不是这样的。中西医之间在这个病因上没有一一对应的关系，但是中医不管你是什么样的病原微生物，只要作用于人体表现为善行数变的特点，我们就可以说这是风邪导致的。比如，风邪导致的可以有过敏，各种过敏原，吃完了迅速过敏出现反应，具有风的特点，善行数变。感染破伤风以后引起抽搐，也具备风的特点，善行数变。另外脑炎病毒、脑膜炎双球菌引起的脑炎也表现为抽搐，也具有风的特性，所以中医就把这些统统归到风邪里面来，它指的是只要具备这个特点都叫风，而不是说哪个病毒、哪个细菌、哪个理化性的因素。同样像寒、湿、暑、燥、火也不是指的具体哪一个病原，这就是说中医的病因学说实际上就是以临床特点为依据的病因归类的学说。就是把这一类归为风，那一类归为寒，那一类归为湿，它不是指的一个，是一类，所以中医的病因是类因，它并不是一个具体的病因本身。

由于中医比较注重机体的反应结果，而不是病因本身，这就是前面提到的内主外从，它不但强调内在的，它对病因也重视。所以，根据临床特点所做的病因分类，在宏观上来讲应该是比较完备的，但是在微观上确实没有西医那样明晰，正因为如此，我们中医要发展，要借鉴西医的这些东西，如果我们能够明确具体是哪一种病因，还知道对那个病因有特殊的药效，我们为什么不借鉴过来？不把它用上呢？所以我们不要排斥西医的这些正确认识、优秀认识，要把它引入进来，我们到时候就可以说，这是一个理化性的风邪，这是一个变态反应性的风邪，这是一个细菌性风邪，这是一个病毒性风邪，这样我们就可以讲得更具体了。所以，要把它引进来，结合在一起来使用，从中医的角度我们应该注重调理内在的，选择相应的方子，从西医的角度选择针对病因更明确的药物，这样一结合起来疗效肯定会提高。

　　讲了半天，我们还没有看到中医学说的优越性，历代医家根据中医的病因学说，总结了比较完备的相应治疗方法，并经过了长期的临床实践检验。中医的病因学说之所以能够有效地指导临床实践，主要是因为它存在优越性。它的优越性体现在不管病因是已知的还是未知的，只要你把这个病因的类属搞定了，你就可以确定相应的治疗方法，这就是它的优势，只要搞清了它的类属，你就能把病治好。它不像西医那样必须找到具体的病原才能找到有效的治疗方法。所以中医的病因学说在治疗西医未知病因疾病的时候具有非常明显的优势，对于未知疾病能够迅速找到治疗对策。例如 SARS，在没有搞清 SARS 之前中药效果蛮好，搞清了还是那样，不因为你搞清搞不清就没办法治疗，这就表现出超前的处理未知问题的能力。所以，如果中医能够引进西医的病因诊疗技术，那么中医的疗效将会如虎添翼。

　　好，中医病因学说的优越性我们就谈到这儿。

14. "有诸内必形诸外"：面对矛盾症状，如何抓住本质？

中医经常提到"有诸内必形诸外"，怎么来理解这句话，难道就没有"有诸内必形诸外"的情况吗？

我们中医诊断疾病的思想依据，实际上就是这句话，"有诸内必形诸外"，那么在这一思想的指导下，历代中医通过长期的望、闻、问、切四诊临床实践，总结出人体生理病理情况下各种表现的规律，就形成了自己独特的诊断体系即辨证体系。

在一般情况下，体内出现一定的变化，外在就能表现出相应的现象，就是症状或者体征。比如说胃气上逆的时候，就会出现嗳气、呕吐这些症状；当肺气上逆的时候就会出现咳嗽、喘息；当经络闭阻的时候就会出现疼痛，这些都是比较典型的"有诸内必形诸外"，这些都很好理解，也觉得这话应用起来是没有错误的。

但是在某些情况下就不一样了，体内虽然出现了一些病理变化，但是没有出现一般情况下应该表现出来的疾病信息。体内变化了，外边没有表现出来，从这个上看的话，就好像违背了"有诸内必形诸外"的规律，其实仍然没有违背这个规律，只是说病情更加复杂而已。比如说，我们在临床上经常见到一些病人，舌紫苔厚腻，这是痰瘀交阻的表现，我们从舌象上看有明显的痰瘀征象，但是病人没有丝毫的不舒服，这是为什么呢？实际上在痰瘀交阻的基础上，还有一个病机的存在，就是痰瘀闭阻血脉的同时又闭阻了经络神明才能发病。就是说不但闭阻了血脉，连经络神明也闭阻了，这是病情严重的表现，不是说"有诸内必形诸外"在这里失灵了，而是因为有两个内在的变化，才可以出现了应该出现的症状。

还有一些患者气短乏力，可是患者并没有脉细弱，反而出现脉大，实际上，这是气虚的同时伴随着气散的机制在里面，所以就出现了既有气短乏力又有脉大。宗气耗散所以就出现了这样的情况。里面和外面的似乎不一致，但是实际上只不过是有另外的一层机制在里面，还是符合"有诸内必形诸外"的。

还有一些患者，比如说多食易饥，一般来讲，我们吃得多应该精力旺盛，他却感到神疲、乏力、气短，按道理应该表现出来的是精力旺盛，要不然怎么吃那么多呢？好像是也违背了"有诸内必形诸外"。实际不是，这就是中医讲得胃强脾弱，胃的功能很强，但是同时伴随脾弱，表现为吃得多，但由于脾的运化吸收又比较弱，不能化生人的正气、气血，所以就表现出神疲、乏力、气短这些表现。这些都是一些非典型且复杂的"有诸内必形诸外"，并不是说这些违背了"有诸内必形诸外"的规律。

由此可知，有诸内必行诸外是必然的，它的表现形式可以是多样的。这要求我们在分析患者的临床表现的时候，一定要全面地采集疾病的信息，认真地分析疾病的信息，而不应该因为自己驾驭能力不足，分析不过来，而忽略某些疾病的信息，随意舍弃某些疾病的信息，这个是不可以的，只能说你的分析能力有限，你应该进一步去分析，或者让别人帮助你去分析，这样才不会犯错误，才会把这个疾病诊断搞得全面正确，才能有效指导的治疗。

任何时候都要记住，有"诸内必形诸外"，没有任何假象，所以说我们不能够做任何的舍弃。

15. 左右手脉象全然不同，究竟是怎么回事？

我在依据脉象诊断血瘀证时基本上是根据绝对的脉象，很少根据双侧脉象的相对变化来考虑，这里就介绍这方面的体会。

今天讲一个临床的具体问题，就是补充一种血瘀证的脉象。

在临床上我们遇到哪一种脉象，一定可以按血瘀证处理？血瘀证在临床上经常见到脉涩、脉细涩、脉弦。在中医里面，还有一个寸关尺定位的问题，左边的寸是与心、小肠相对应，左边的关与肝、胆相对应，左边的尺与肾和膀胱相对应；右寸与肺大肠相对应，右关与脾胃相对应，右尺与肾和膀胱相对应。另外中医在左右尺部还有左肾右命门这一说。

在临床上我们经常遇到一种脉象，一侧的脉非常的微弱，另一侧的脉粗大，就是两侧的脉象差距很大，这种情况是很常见的，如果按照原来的中医脉学里面讲的脏腑定位，好像是这一侧脉象反映了数个脏腑的病变，另一侧也是。从脏腑定论来讲的话，给人们的实际印象好像与临床表现不符合。还有严重的一侧摸不到脉，另一侧很清晰，这种情况在临床上也很常见。

在临床上遇到两侧的脉差距很大的时候，我就认为这是一种血瘀证脉象。如果两脚的趺阳脉大小强弱差距很大，也是血瘀证，或者一侧无脉，也属于血瘀证，这种脉象在我们传统脉学里面没有讲到，而我按照血瘀证治疗确实有效。

为什么把这个脉象当成血瘀证，这不是凭空想象的，都是有事实依据的，依据是什么？你想，一侧脉涩的时候是脉道不通，如果完全不通了呢？就是一个严重的血瘀证，所以说一侧正常一侧不正常，这肯定是个血瘀证，如果两侧都摸不着了，这更是一个血瘀证。我今天主要说的是两侧对比着摸，如果一侧大一侧小，一定是小的一侧出现了脉道涩滞不通甚至是完全堵塞。

我举个例子，原来有一个老中医，从老家那边过来看病，他这次是看什么病呢？他是心梗，要做冠脉造影。在做之前就发现左侧寸口无脉，而且肢体活动都很正常，也不觉得没劲，但是就是摸不着脉，在做造影的时候故意做了一下左侧的锁骨下动脉，结果发现他的左侧的锁骨下动脉是已经闭塞了，但是为什么肢体温度又没什么变化，主要是侧支循环建立的比较好，它是慢慢堵的，然后又慢慢的建立了侧支循环，这会儿左边虽然是无脉，但是还能够供血。但是在临床脉诊的时候两边差距太大了，一边几乎摸不着，所以说像这种情况在造影的时候已经看到它堵了，所以这是一个百分之百的血瘀证，这是肯定的。

在临床上还经常见到病人的足背动脉，一侧摸不着，一侧很清晰，与手上的这个实际也是一样的，所以一侧无脉，就可诊断为血瘀证，两侧无脉也是。我们见到这种脉象认定血瘀证的时候，并不是说单纯地使用活血化瘀药，还要根据全身的其他疾病信息四诊合参，看看是一个什么证，在这个辨证的基础上，再用活血化瘀药，这样疗效就好了，不要非按照传统的寸关尺的定位来定哪个脏腑的病变，如果那样辨证的话，疗效可想而知。

这种情况用四诊合参来辨证，脉象的脏腑定位就不要参考，只需根据其他的临床表现判断是哪个脏腑的病变，然后再根据脉象认为有血瘀证的存在就可以了。

16. 诊断学课本没有讲到的使用舌诊 "小秘诀"

苔燥在什么情况下可用大热药？舌红绛少苔什么情况下需用温补药？舌颤的临床意义是什么？瘀血舌象有几种？各种瘀血舌象如何选药？

下面我讲几个特殊的舌象，因为舌象作为中医望诊中一个非常重要的内容，在诊断学上已经讲了很多。这里我主要讲在临床上需要特别关注的几种舌象。

一个就是舌苔润燥，怎么判断它的临床意义。在临床上，我们要判断润燥，主要是判断它有没有津液损伤，另外它还与寒热密切相关。一般情况下，如果遇到一个舌苔湿润的患者，我们一定要问他刚才有没有喝水，如果说他喝完水的，那这个舌苔润没什么意义，不要把这个作为一个辨证的依据。如果是一个舌苔干燥的患者，那也要问他鼻子通气不通气，如果不通气老张着嘴呼吸，那个舌苔肯定是干的，不可以把它作为一个辨证的依据，否则将会得出一个错误的结论。

如果见到一个病人，舌苔是湿润的，又有其他的一派热象，在这种情况下我们往往辨证为湿热；如果舌苔是湿润水滑，实际上这种情况湿热里面的湿已经很重，对于水湿比较重的此类疾病，一般都是选清热类药，苦寒类药，但实际上因为有湿，增加温药还更容易化湿，单纯用清热不可以，要在清热泻火解毒的基础上，加一些温热的药，热象才容易退掉。

舌苔干燥也要分原因，如果舌苔干燥除了燥以外，还表现一派寒象，比如脉搏细弱，没有明显的热象，这种情况往往是由于津液不能上承引起的，这种舌象也需要用温药来处理。我讲的这些是一些特殊情况，在辨证分析的时候一定要善于抓住真相。

第二个我想谈舌象的红绛无苔，在临床上经常会遇到一些病人舌红绛无苔，无论怎样用养阴生津药都没有效，如果是舌红绛无苔湿润，这种情况往往是脾胃虚弱，长期呕吐，像这种情况一定要用温补的药，对这个舌红绛才能有效，这个温补作用主要是温补脾胃、和胃降逆，使脾胃功能好了，舌苔就能过来了。这种红绛舌在辨证时一定要注意舌苔的湿润程度，据此来用温补的药。

　　如果舌红绛无苔干燥，这会儿用什么？不是说一概需要用养阴生津的药，还要结合病人的具体情况分析。在去年我会诊过一个胰腺癌病人，做过姑息手术。当时病人上腹部疼痛，不能够进食，腹胀，大便也不通，舌红绛无苔干燥，脉细弱，会诊完以后，我给他开的什么药呢？都是温补脾胃、和胃降逆的药，结果会诊完以后，主管大夫说不敢用，最后给他解释，然后病人就用了，3天以后这个病人舌质不红了，一吐舌头口水都往外流，后来这个医生就问，为什么这种红绛无苔、胃阴明显不足的病人你还给他用温补的药？我就问，你认为他红降无苔、胃阴不足是什么原因导致的？他说是长期不能进食、呕吐导致的，我说这就对了，治好他的呕吐，就治好了阴津不足的本源，所以用完这个以后3天就明显的好转了，也不呕吐了，舌苔湿润了，而且微微地长出舌苔来了。这种情况老用滋腻的药，胃的症状就会更加的严重，呕吐更严重，那这个津伤如何解决？所以说，见到红绛无苔舌不能只想到用养阴生津的药，一定要抓住根本原因，不回避温补的药。

　　我记得以前还有一个病案，我忘了是在哪儿看的了，那个病案也是一个舌红少苔、恶心呕吐的患者，长期用养阴药就是没有好转，这个大夫就调方为附子理中汤合藿香正气散，结果病人吃完这个药舌象就变过来了，我看完这个病案印象非常深，所以后来我在临床上遇到这类情况的时候，觉得该用温补药的时候就放胆地使用温补药，反而效果很好。当然不能见到这个就都用温补药，而要结合中医讲的四诊合参，只是说提醒大家不要一看这种舌象不敢用温补药，我不是在提倡用，而是说不要不敢用。

　　另外再介绍一个舌象就是舌颤。病人舌头一吐出来在颤动，或舌头整体上不颤动，但是舌头上的肌肉有细微地蠕动颤动，这种病人一般来讲都属于血虚风动，西医学里面最常见的就是神经衰弱，一见到这种病人你就可以问他睡觉好不好？精力怎么样？一般都是说睡觉不好，神疲乏力，记忆力减退，往往都伴随有这些症状，它们之间的相关性是很好的。知道这是一种风动的表现，大多数属于血虚风动，可用一些养血的药治疗。当然应该在中医四诊合参的辨证基础上加减。

下面我重点再介绍血瘀证的舌象有多少种，分别怎么处理。一般临床上认为舌上有瘀斑、瘀点就是血瘀证了，其实，血瘀证还可见到其他的舌象。

临床上最多见的首先就是紫暗舌，就是整个舌头都是紫暗的，我们叫匀紫舌，这是一种瘀血的舌象，它可以是匀紫发红的，也可以是淡紫的。这种匀紫的舌象从中西医结合角度来讲，是血液里面的还原血红蛋白增多，是缺氧的一个表现，是舌的整体血液循环不好了。如果伴有口唇的紫绀、四肢的紫绀，它就是全身性的血瘀证，所以说匀紫舌血瘀证的诊断是全身性的血瘀。全身性血瘀原因很多，治疗各不相同，在这我重点讲舌象，怎么治疗就不多说了。当然匀紫舌最多见的疾病主要涉及心和肺。

再一种舌象就是瘀斑、瘀点舌。瘀斑舌又分为两大类，一类是出血性瘀斑。另外还有一类实际上不是瘀血，是一个色素沉着斑，咖啡色的、紫色的，这也是一种瘀血的舌象。

再一个就是在舌尖出现细小的瘀点，这就是瘀点舌，也是瘀血舌象。在临床上用活血化瘀药治疗症状可以好转，而瘀点往往下不去，到目前为止我还没有找到哪一个办法能把瘀点消下去，从中西医结合的角度考虑，这个瘀点大多数属于舌菌状乳头的微循环障碍，实际上是全身微循环障碍的一种表现。

还有一种就是舌底血管的粗胀曲张，看上去舌底的静脉血管黑紫粗大甚至弯曲，这种舌象一般来讲都是舌体的静脉血液回流障碍引起的。舌体静脉血液回流障碍有的是舌本身静脉的问题，有的是心脏的问题，心衰的病人经常见到。这种舌象从中医的角度来讲，往往都是瘀血和水饮同时存在，是水瘀交阻的一种舌象。所以说这种舌象在治疗上和其他的治疗就不一样，一般多选用补气活血药，最常用的就是黄芪、丹参。瘀点舌常选用的药就是赤芍、桃仁。瘀斑选用桃仁、川芎，如果整个舌质是紫暗的，那么可以选用桃仁、红花。所有的瘀血都可以选当归，当然其他的活血药还是可以用的，我说的这是最常用，疗效比较肯定，在临床上也是属于经验比较成熟的。

另外还有一种瘀血舌象大家基本不认为是瘀血舌象，但是从中西医结合现代临床观察来看，确确实实是瘀血舌，那就是舌淡。为什么出现这个淡舌呢？前面的舌紫、静脉粗张是血瘀在静脉系统，舌质淡是血瘀在动脉系统，就像我们刚才讲得脉象，说到无脉的时候，无脉就是无血，无血就苍白了。如果舌的小动脉出现了广泛的硬化、堵塞，血液供应不上，这个舌象就是淡舌。这种淡舌的瘀血舌象在糖尿病中是最多见的。因为糖尿病是一个广泛的动脉血管病变，所以就出现供血不足，表现为舌淡。对于这种淡舌的治疗也要四诊合参进行辨证，大多数情况下可以用益气活血药，黄芪、红花、丹参合起来可用于这一类瘀血舌象。

关于瘀血的辨证，跟别的辨证不一样，瘀血辨证是"但见一症便是"，那就是说，见到了脉涩可以，见到了瘀斑可以，见到了固定疼痛可以，见到出血可以，见到任何一个都可以诊断为血瘀证，所以有的时候舌象完全正常，但是四肢有瘀斑，局部有疼痛，一样可以判断为血瘀证。当然见到我讲的这些舌象的时候，也要想到血瘀证。

好，我想补充的有点体会的舌象就讲这么多，其他的在诊断学上都讲过，我这里就不再说了。

17. 如何辨清"痛苦的病位"和"病变的部位"？

痛苦的部位不一定就是具体病变所在的部位，如何确定痛苦的部位不是病变部位呢？

在临床上经常有病人讲，我这儿疼，那儿疼，或者这儿不舒服，那儿不舒服。有时候他指的那个地方疼，但那个地方未必真的疼，怎么确定病变部位？这个在中医针灸里关系是非常大的，需要用它定位。所以有必要谈谈如何确定疼痛或者痛苦的部位？它真正病变的部位在哪儿？

经常我们在临床上会遇到病人来了，说这个肩膀疼，或者胳膊疼，是不是胳膊有毛病呢？不一定。可能他的胳膊根本没有毛病，那怎么样来确定胳膊没毛病？那你就一定要做一个检查。任何一个病人来了，他说的哪个地方疼，我们都要做检查，做哪些检查呢？

第一个就是按压。看看疼痛是不是拒按？如果说他觉得疼，你按上去了，疼痛更重，不让你按，说明病变部位就在局部，就在他所指的那个部位；如果你按上去了，他疼痛没有加重，按和不按疼痛程度一个样，那么这个病变一定不在这个部位，是在另外一个地方，就是远处病变牵涉到这儿了；如果按上去以后疼痛还可以缓解也证明不在这个部位，是在它的远处。这就是通过按压看看疼痛的反应，是减轻、缓解、还是加重，来判断病变是不是在这个部位。

第二个就是运动。就是疼痛了，尤其是肢体的疼痛，我们让他做一个运动，比如肩关节疼痛，让他活动肩，抬肩抬胳膊。如果没事，肩膀再疼也不是肩膀的事，如果说不能动，一动疼得不得了，那一定是肩膀的事，肩周炎，是肩关节的问题。其他地方也是，胳膊弯疼，你让他活动活动，活动与不活动一个样，那病不在这儿，如果一动疼痛厉害，病就在这儿。其他关节运动情况可以确定相应病变部位。如果运动不受限，病不在这儿，如果运动受限病就在这儿。局部的任何一个地方疼痛，确定局部的病位这个好办。那么确定不是局部，应该是哪儿呢？在远端什么地方呢？如果从中西医结合角度考虑，大多数是与神经根部有关系、或者脊髓或者脑里面有问题了，是在神经传导上，感觉神经受压迫了，但是压迫的原因很多，有的是骨质增生，有的是软组织的损伤，有的是小关节的紊乱，总而言之不在局部在远端。从中医讲是在督脉上，所以它的病变部位在督脉。如果我们治疗的话，从中医辨证就得用治疗督脉病变的药，如果从针灸的角度来讲，你就从督脉上取穴，或者取华佗夹脊穴，这样的话，肩膀痛你针刺颈部的华佗夹脊穴就能缓解，腿疼你针刺腰部华佗夹脊穴疼痛能缓解。所以说对于这类病变，我们把病位确定在什么部位的时候，用针刺去调节准确的病变部位，这样就有利于疾病的好转。

　　刚才是以疼痛为代表，麻木也是这样，如果局部一碰就觉得麻肯定是局部的事，如果局部碰到不麻，只是晚上睡觉的时候或者躺着的时候觉得麻，他一定是颈部或腰部的问题。从中医的角度来讲就是出现了气滞，因为姿势的问题，影响了气血的运行，但主要是气，病变部位也是在督脉，这时候就往上找病变部位，找到病变部位以后扎针就可以了。

　　这就是怎么样来确定疼痛的部位，我刚才是以四肢为例，腹部也是一样，觉得肚子疼，一按觉得上腹部疼痛，按上去疼痛一点也不加剧，这种情况可能是气滞（神经性）疼痛，另外这个疼痛千万要给予高度的重视，如果伴有胸闷或者没有胸闷，仅仅是疼痛恶心，按上去又不加重，病变不在腹部，而在胸部，可能是胸痹（心肌缺血）的一个特殊类型，只是表现为心口这个地方疼痛，但是实际上这个地方没事，那你治疗的时候就要想到是心的问题而不是脾胃的问题。

　　有的病人后背疼，一阵一阵的背部疼，肩胛疼，医生按上去不疼，可能是督脉的病变，或是胆囊的病变，胆囊病变时也可以反射引起这个部位疼痛。所以，出现了这种情况，我们就要到远端、远部位、远距离的地方去找原因，我们一摸肚子，胆囊这个地方有压痛，这就说明病变部位在这里，那就治疗这里的疾病。

　　所以有些疼痛并不能确切反映病变部位，而是其他部位病变引起的相关联部位的一种表现，所以在临床上我们一定要勤于动手，多角度地去采集一些疾病的信息，这样就有利于准确地判断病位。

18.胀的临床思辩与诊治途径

腹胀、头胀、手脚胀这些痛苦表述的病理本质是什么？如何选药治疗？

像腹胀、头胀、手脚觉得胀，这种痛苦的表述，我们怎么来分析，它的原因是什么？胀的病理本质是什么？只有认清楚它是怎么回事了，才能决定怎么治疗。

我专门把它列出来，因为它们是有共性的。某个部位胀了，一定是那个部位有余了，本来没有的有了就胀了，所以说胀是一个实证的表现，局部实证的表现。当然这个实有的是因虚致实的，有的就是实的，但是从病理角度来讲主要包括四个方面：一个是气滞的胀，气机不畅了就觉得局部胀；再一个是水液停聚在局部，这个时候不但感觉到胀，甚至可以看到水肿；还有就是血瘀，血液运行不畅瘀积在局部也觉得胀；另外就是痰凝，这种看上去胀，按上去没有凹陷，这种胀属于痰凝气滞。所以一见到胀无非就是气滞、水停、血瘀、痰凝就这四个方面。

其实导致这四个方面的原因很多，不同的脏腑不一样。比如高血压病人头部胀痛，这时候要分析引起血压升高头胀头痛的其他信息，然后辨证用药，在这种情况下一定要加一些利水、化瘀的药，胀就会减轻了，为什么会这样呢？因为脑部缺氧的时候，血压升高，血管收缩，容易引起脑组织的水肿，这时候就出现头胀、头痛。但是有时候血压低也头胀头痛，为什么呢？因为整个人的血液循环是靠一定压力的，当压力低的时候，整个脑部供血也不够，在缺血缺氧的情况下，仍然出现水肿，所以还是胀，所以有的低血压病人头胀也挺厉害，对于这种，那你就要在辨证的基础上加一些利水的药，当然这个不作为主要的，必须在辨证的基础上使用，把脉压差拉开，把血压升起来就可以了。

胸闷憋气也是这样，可以是肺的原因，也可以是心的原因，在这种情况下是肺气虚引起的胀就补气，是血瘀引起的就活血，是水液停聚引起的就利水，如果是痰多就要去痰。腹部仍然是这样，腹部气胀多属中医的气滞；腹水多因水停；瘀血、肝大、脾大、腹部肿块、肿瘤等都属于血瘀。还有就是脾胃虚弱，运化功能减退，气虚腹胀，大便不通，这种情况就需要通便才能解决。

四肢胀多数是水肿。比如说来了一个病人，他说手脚觉得胀，整天头晕，精神比较差，这种病人实际上就是水液停聚在四肢，这种病人有一个特点，越是下午越重，越是天热越重，如果说你见到这样的病人，从中西医结合角度来讲，这是一个低血压状态的病人，是由于长期的低血压引起的，那你就要根据他这些变化去辨证，是脾虚、肺气虚，还是肾虚，在辨证调理的基础上再加一些利水药，像茯苓、白术、泽泻、泽兰等。

综上所说，在治疗以胀为主的病变的时候，理气、活血、利水是最基本的治疗方法，几乎在每一个地方都适用，只不过看它以哪个为主，而且必须在辨证的基础上，不能说一见胀就理气、活血、利水，这不行，你得看看这个气滞是什么原因？是虚滞还是实滞？水停、血瘀也是一样，你得找到导致水停血瘀的原因，在辨证基础上再加强理气、活血、利水，这样胀就很快解决了。

19. 水液代谢疾病越辨越明

在临床上我们无论遇到水肿，还是遇到便秘，或者是遇到无尿、尿多，或者是出汗多、出汗少，所有的这些都与水液代谢有关，在临床分析的时候，从水液代谢的过程中来分析，我们可以发现很多关键的问题。

下面我讲一下水液代谢异常在临床上怎么样来分析

首先回顾一下水液代谢的整个过程是什么样的。水液代谢首先是把水喝进来，这是源头，喝进来以后首先是胃的受纳，然后是脾的运化吸收，然后上升到肺，通过肺的宣发肃降，再以三焦为通道，以肾为主导，水液输布到全身各处。输布完了以后到哪儿排出？我们要知道它有几个出口。水液的出口，一个是尿，一个是汗，一个是大便，一个是呼吸出来的水气，其中最主要的一个是汗，一个是尿，这是排出水液的两个最主要的地方。

出现水液代谢异常疾病的时候，或者是缺水，或者是水多，我们就围绕着这个来分析。假如来了一个尿少的病人，你就首先问他喝水怎么样？如果他喝水不多，这两天严重的缺水，他没尿的原因主要是因为喝水少，那就解决喝水的情况。如果说他想喝水，能喝水，喝完就吐，那么仍然是水来的少，那就要和胃、止吐，止吐后，尿就有了。如果说病人来了，不吐、腹泻，那就止泻，本来大便不应该排出太多的水，水都从这儿走了，那肯定尿量少。这样知道了水有没有进、有没有从不该走的地方走的太多。如果也不腹泻，也不吐，喝水也可以，就是尿少，这个时候就应该问他出汗怎么样，如果说他有高热，那么便是无汗蒸发的太多了，也可以尿少。如果他没有发烧，尿又少，进来的水液没问题，就是尿出的少，那再看有没有水肿，如果说也没有水肿，那就可以知道他一定是出汗多了，这都可以分析出来。从小便的多少我们往前问诊，就可以找出其中的问题。

　　还有，有的病人口渴非常严重，老想喝水，口渴多饮，这也是水液代谢异常，那你就要找到他为什么多饮。没有腹泻，那便不是胃肠的问题，说明他吸收还是蛮不错的；一看身上既没有水肿，也没有脱水的表现，那再去找是不是出汗多，出汗多当然喝水多；然后问他尿量的多少，如果尿得多肯定喝水多，如果尿得多便从肾治疗。如果出汗多按汗证处理，止住汗了，尿的少了，口也不渴了，这样你就把口渴多饮的病变部位找到了。如果尿的也少，出汗也少，喝水也少，他也不想喝水，那么这个病人可能是水肿，若是水肿的问题，那你就想办法，水肿怎么去掉呢？一个是"开鬼门"，就是发汗；一个是"洁净府"，就是利尿，发汗利尿肿就消了。

　　知道了水液整个代谢的过程，从哪儿来，有什么样的脏腑参与，最后从哪儿出去，有几个出口。进口有一个，出口有几个。当你分析完了就差不多明白了。现在水液的进口还多了一个，输液，你到医院来了就输液，你一定要把这个算进去，但是一般情况下我们中医是不主张这么用的，因为血液系统是一个相对密闭的系统，不应该直接加东西，除非是救命的时候，一般的情况下还是用自然的通道解决问题。因此我们就重点按照传统的中医思路分析就可以了。有水液代谢异常的时候，只要抓住它的源、流、出口来综合分析，一般不会出现错误，这样治疗的效果才会好。

20. 味觉异常的临床意义

> 味觉是如何产生的？一生中是如何变化的？不同的味觉异常有何临床意义？什么叫味觉适应和味觉增敏现象？这些对临床治疗选药有何启发？

现在讲一下味觉异常的临床意义

味觉异常我们在临床上见的挺多，病人来了，诉其自觉口苦，嘴里觉得咸或甜，经常有这样的病人。但这方面我们给予的重视不够。我想从味觉的基础研究开始，一直到味觉的诊断意义，做一个讲解。有关应用味觉来治疗疾病再专门做一次讲解。

味觉与痛觉、温度觉、视觉、听觉都一样，是人们的一种基本感觉，有重要的生理意义。无论中医和西医，在这方面研究的都不是非常深入，相对于西医来讲，中医从基础研究到临床实践还算是不错的。

至于怎么来研究味觉的生理病理，中医在味觉的测量方面实际上没有做过研究，西医虽然做过一些研究，但是还不够深入，这个我就不细讲它了。

味觉到底是怎么产生的

我觉得这个是首先要了解的。中医只是笼统地认识到口舌就是味觉的感受器官，而西医形态学的研究比中医要细致，从形态的认识上就更加深入一些。味觉感受器是什么呢？西医认为味蕾是人的味觉感受器，正常人有多少个味蕾呢？正常人约有 1 万个味蕾在口腔里面，主要分布在舌面上的轮廓乳头、蕈状乳头、叶状乳头里面。在腭部，就是上腭弓、咽腭弓、会厌、咽后壁的黏膜上也有味蕾。

除了这些以外，还发现一个规律，儿童的味蕾比老年人要多。整个味蕾的数量随着年龄的增加逐渐增加，转折点是在 45 岁，就是在 45 岁以后味蕾就减少了。味蕾减少以后，人由于对味觉的感觉迟钝了，所以说就很容易出现一些疾病。像我们在临床上经常看到的糖尿病，也就是年龄增加了，味蕾减少了，对甜味的感觉降低了，所以糖尿病多了；对盐的感觉减退了，就吃盐多了，所以血压高了。因此味觉也是调节人体生理病理的一个非常重要的方面，应该给予一定的重视。

至于味道作用于口腔以后，怎么样引起我们的感觉，这中间实际上是神经传导一直到中枢，从西医的角度来讲是这样。从中医的角度来讲，中医认为味觉是与特定的脏腑相联系的，中医认为味觉主要联系的脏器是心脾两脏，其他脏腑通过影响心脾也能够影响到味觉的功能，所以说味觉是与五脏相关的。这个在《黄帝内经·灵枢》里面专门讲过，说"心气通于舌，心和则能知五味矣"。其实这个心气主要是指心藏神的神气。又说"脾通于口，脾和则能知五谷矣"，实际上五谷也是通过味觉来识别的。

西医在这方面的探索工作相对来讲稍微细致一些，但是又不怎么系统，我觉得西医在这方面研究值得我们关注的有以下几个方面，简单地介绍一下。

西医研究发现人的味觉的敏感度是与其所感受物体的浓度、液体的浓度有关系，当达到一定浓度的时候觉得是有味道，再达到一定浓度的时候才能分辨出来是甜味、酸味、咸味。第一个就是察觉阈，就是感觉到有味道，但分辨不出什么味道，这叫察觉阈。再一个就是辨别阈，随着浓度的增加，增加到一定的浓度，就可以分辨出来是一个什么味道。也就是说随着浓度的增加，到一定程度人们才能分辨出来味道。

那么不同物质到什么浓度才能感觉到是这个味道呢？他们也做了一些研究。盐酸主要是酸味，人们能感觉到盐酸的酸味的浓度是多少呢？是 0.0009 当量浓度；引起咸味的氯化钠的浓度是多大呢？是 0.01 摩尔浓度；引起甜味的蔗糖的浓度是 0.01 摩尔浓度；引起苦味的奎宁是 0.000008 摩尔浓度，这是说不同的药物不同的浓度，才会引起对应的味觉。如果说浓度相同了，可能已经有些味觉感觉过头了，因而说西医在这方面做的还是比较细致的。

西医还发现味觉的敏感度随着年龄的增加而下降，刚才我提到了，味蕾年轻的时候最多，然后开始逐渐减少，正是因为这样的生理变化，相对味觉的感受也是这样。

在人的一生中，五味感觉消失的早晚不一样，咸觉消失的最早，然后是甜觉，而苦觉始终存在。这个很有意义，咸味感觉消失的早，那就预示着人们摄入的盐随着年龄的增加而增加，就愿意吃咸的，因为他感觉不到，必须有一定的浓度他才能感觉到，所以吃盐多，高血压就出来了，所以说高血压发生的机率随着年龄的增加而增加。甜味消失的时间相对于咸味来讲就晚一些，糖尿病也是在一定的年龄阶段以后明显地增多了，所以糖尿病的发生也是年龄较大的人比较多。这很有意思，说明疾病与味觉有密切关系。而舌头上对苦味的感觉一直存在，因为苦味的东西对人体往往是有害的，所以对苦味敏感，有害的东西才不容易侵害到人。人的一生里面味觉的变化在中医学没有记载，西医在这方面做了较多的研究。

另外中医讲，不同的味觉与不同的脏腑相关，但是在西医研究的时候，它不是与脏腑联系起来研究，只是说舌头上的苦味、咸味、甜味、酸味这些味觉，它们都是独立存在的，也就是说感觉苦味的感受器和感觉甜味的感受器不是一个，它的味细胞不是一个。但是西医在研究的时候发现有些药物可以选择性地减低味觉，有些药物可以使整个味觉都减退。像麻药可卡因等在舌头上一涂，对味觉的感受就会减退，那么先减退的是什么感觉呢？先减退的是苦味，其次是甜味，然后减的是咸味，最后是酸味，就这样逐渐消失的，这个很有意思。通过这个也可以看出来，我们中医利用中药五味来治病也很有道理，我用一个有味的东西可以改变每一个味觉的敏感度，这样就能够治病，可见中医通过五味治病也是非常高明的。还有一个药叫吉姆奈胁克酸（gymnemic acid），你把它往舌头上一放，甜味感觉就没有了，但是你吃其他的苦味、酸味、咸味照样不受影响，所以通过这些研究也充分证明了中医最早关注药物味道并根据味觉治病非常有道理。

另外，味觉在舌头口腔里面的分布也是有规律的，这个规律我们中医也没有详细的表述，但是西医告诉我们了。西医学研究是这样的，舌尖部对甜的感觉敏感，两侧对酸的感觉敏感，舌根部对苦味感觉敏感，舌的每一个部位对咸味感觉都敏感，但是舌尖部还是最明显的。另外腭部、咽部、会厌部也都参与味觉的感受，但是腭部主要感觉的是酸味和苦味，两腭交界的部位对酸味敏感，对苦味也敏感。有的病人嗓子眼觉得咸，或者整个嘴觉得苦，这些描述常可见到。

还有一种现象，这种现象对我们用于临床诊断和治疗疾病是很有帮助的，就是味觉有一个适应和增敏现象。什么叫味觉适应现象呢？就是长期给你一个味觉刺激的时候，它的感觉强度就迅速下降了，老吃甜的，一会儿那个甜的就不觉得甜了，这就是味觉适应。

如果适应了一种酸性的物质，还会发现对其他的酸性物质也会适应。也就是你吃了醋以后再吃酸梅的时候就不觉得酸梅那么酸了，这个是很有意义的，对我们治病也是很有帮助的，这种适应现象叫交叉适应现象。

另外还有一个现象很重要，叫增敏现象，这个增敏现象也是我们在整理味觉研究的时候发现的。它讲如果你吃酸的东西吃多了，你就适应了酸味，那么你对甜味就特别敏感；适应了甜味以后，那么对苦味就特别敏感，这太有意义了。既然酸味药用多了就对甜味敏感，我们可以想，用酸味药是不是可以治疗糖尿病，让他少吃糖呢？当然可以！因为当甜味觉感觉迟钝的时候吃糖就多了，对甜味敏感的时候自然就会不吃那么多糖了，就不需要吃那么浓那么甜的东西了，因此，我推论说酸味药应该对糖尿病效果很好。后来我回忆有关研究文献，说山楂有降糖的作用；五味子是酸的，有降糖的作用，而且效果还很好，单纯的五味子就有降糖的作用；另外还有乌梅，也有降糖的作用，乌梅是酸的；还有一种药是山萸肉，山萸肉是酸味的，是一个补肾的药，那么这个药的降糖作用体现在哪儿呢？《金匮要略》里面有一个方子叫肾气丸，治疗消渴，其中提到"男子消渴，饮一斗溲一斗，肾气丸主之"，肾气丸里面能够降血糖的主要药物就是山萸肉。

我整理了这个以后，有一个中医药大学的中药教授在我这儿住院，她研究了一个什么项目呢？她发现了一个药，就是苦苣，能够降糖，她说怎么能够增加苦苣的降糖作用，她想搞这个研究。结果她试了龙胆草、蒲公英、黄连，这些药与苦苣合起来以后，降糖作用并没有明显的增强。有一次我在查房，她给我说了这个情况，我就把我的这个想法告诉了他。我说，根据我的研究，酸味药对降糖作用很好，但是动物实验我没有见过，你不妨试试。我就把道理给她讲了，她说明天就通知研究生去做这个实验。她的研究生把这几个药分别和苦苣合起来去做试验，结果实验做完以后，你知道他们发现什么？这几个酸味药里面，山萸肉是增效作用最强的，用上以后协同作用非常好。我更感觉到金匮肾气丸、六味地黄丸用于消渴病治疗时，酸味药在里面起的作用很大。所以，西医的这些研究对我们用好中药，对我们理解中药的一些功效是非常有帮助的。

甜味的东西用多了，对苦味就很敏感。像孩子们吃药，别先给糖水喝，越喝糖水越觉得那个药苦。因为你给了他甜的，就增加了对苦的敏感，所以应该先让他把苦味的药喝完了，然后再去喝甜的，这样就好了。

另外还有人做过一个蛮有趣的实验，也是味觉增敏现象。就是用一点盐水滴在舌头一侧，同时又将一点没有味的蒸馏水放在舌头的另一侧，你想想他的感觉是什么样的？他感觉到的是滴蒸馏水这边是甜的，另一侧的盐水是咸的。这个很有意思。当你对一个味觉敏感的时候，对没有味的东西感觉反而是甜的。

下面我就谈一下疾病与味觉的关系，我们诊断疾病，首先要知道什么样的味觉和什么样的病相关。中医对这个认识是比较早的，在《内经》里面就有了，《素问·奇病论》说"胆虚气上溢，而口为之苦"，也就是胆虚的时候可以感到口苦。《素问·痿论》有"肝气热则胆泄口苦"，实际上都是指胆汁上逆引起的。《灵枢·四时气》有"胆液泄则口苦，胃气逆则呕苦"，所以，胆胃气逆的时候，容易见到呕吐酸苦水。上面讲得都是热，与此相反《素问·评热病论》还有"真气上逆，故口苦舌干"，说明真气上逆也可以引起口苦舌干。

陈无择《三因极一病方》这本书里面就把各种味觉的异常和中医的诊断结合在了一起，提到"夫口乃一身之都门，出入营养之要道"，他说"热则苦"，如果脏腑有热可能苦；"寒则咸"；"宿食则酸"，就是食物在胃里面停留久了感觉到酸；"烦躁则涩"，心里面烦躁就感觉到涩；"虚则淡"，也就是脏腑功能虚弱就感觉味淡了；还有一个"瘅则甘"，如果说得了瘅病就感觉到嘴里面是甜的。另外，曹炳章《辨舌指南》里面也说"脾肾虚溜湿亦咸"，就是脾肾虚弱湿盛时就感觉到咸了。中医讲得味觉异常在诊断上有这么一些论述，其他著作里面有关的论述其实都没有超出这个范围。

西医对味觉异常划分较细，跟我们中医辨证不一样，在它的体系里面也有一些认识，认为味觉的异常主要有以下几个方面：一个是局部的原因，比如说舌炎，舌上有霉菌感染，或者是维生素 A、B_2、D 缺乏的时候，这些都可以引起味觉的异常；另外还有激素的原因，说甲状腺功能减退、糖尿病、雌激素水平过高的这些病人味觉容易减退，甲状腺功能亢进、肾上腺皮质功能减退、睾酮增高的，味觉较敏感。这些对我们学习中医也是有启发的，一会儿我们可以再谈；还有面部神经病变的时候，像面神经、舌咽神经、三叉神经，它们的损伤可以引起味觉的异常，因为味觉是要通过神经传导的。

另外，味觉异常跟体内电解质的变化有关系，有研究员做过一个动物实验，当体内的钠含量改变的时候，味觉的敏感性也就改变了。正常老鼠能辨别盐水的浓度是 1/2000，当把他的肾上腺切除以后，体内钠就减少了，就大量地丢失了，为什么丢失？因为它对钠的敏感度增强了，它吃的钠少了，1/33000 浓度的氯化钠就能感觉到咸，你看这差了多少倍？差了 16 倍多，也就是说它的钠丢失很严重，自己还感觉不到。所以说疾病和味觉之间确实是明显相关的，有的患者就是因为味觉减退了，而不能够摄入足够量的相关味道的食品，所以使疾病加重了。

有关味觉怎么从味蕾传到中枢就不再讲了，还有中医怎么用药物五味治疗疾病我们也不谈了，前面谈的这些关于味觉的生理病理有助于理解中医用五味治疗疾病的原因。这一次我主要来谈诊断的问题，有关治疗的方面我在另外一讲里面讲解。

有关中医诊断，刚才实际上也提到了，《内经》里面就有记载，《素问·奇病论》还有"有病口甘者……名曰脾瘅"，就是嘴里面老是觉得甜，中医叫脾瘅。还提到"口苦者病名为何……病名曰胆瘅"。每一种味觉都有相对应的脏腑，只要他总是感觉到嘴里有某种味觉，中医就叫相关脏腑的瘅病。

有人还专门做了一个系统的研究，统计了 50 例口苦的患者，有 46 例按照中医辨证是属于热证，所以口苦的患者大多是热证。50 例口淡的患者中虚寒证了占了 33 例，也就是占了一多半。50 例口甜的患者，实证占了 35 例，就是占了一多半，大多数都属于痰热。通过这个研究观察也可以发现味觉和中医辨证之间确实存在着密切关系，但是它们之间的关系也不是一对一的关系，而是一对多的关系，所以说你不能见到一个味觉异常就采取一种治疗方法，这个不行，这样只能治好一部分。

　　在诊断里，口甜的，刚才说了痰热湿热比较多见，但是还有脾肾阳虚、水湿停留、浊阴上犯，也可以引起口甜；口苦也可以见于湿邪内阻、脾失键运的虚寒方面，不都是热证；口酸除湿滞外，还可见于肝脾失调、寒热错杂；口咸可见于肾阳虚衰。

　　在临床上经常见到病人说嗓子里面觉得咸，一般来讲要考虑到肾虚，尤其是肾阳虚，这和西医有一致的地方，西医说的肾上腺皮质功能减退的患者大多数属于中医的肾阳虚，这些病人对咸味的感觉非常敏感，味觉的阈值降低了，稍微有点盐就觉得咸，这类的病人往往出现低钠血症。

　　好，有关诊断这一块就讲这么多吧。

21. 中医辨证的"点、线、面、体、时"五位一体

下面讲诊断这部分的另一个题目，就是辨证水平的高低如何体现？因为中医整个的施治过程就是辨证论治，怎么样来体现辨证水平的高低和治疗水平的高低？不是说没有标准，也不是说没有办法衡量。其实辨证论治水平的高低首先取决于辨证水平的高低，所以我们在这儿就要谈一下辨证水平的高低是怎样来体现的？

辨证结果是决定治疗效果的一个最关键环节，也就是一个基础，辨证过程就是运用所学的中医辨证理论分析患者所有临床信息，就是用所学的中医辨证理论来分析患者当前所有的临床信息，根据患者的临床信息概括出患者就诊时的病因、病性、病位、病机，你概括得越全面，辨证水平就越高。

我们首先要知道辨证达到哪一步是最低的，哪一步是最高的，下面我就来讲一讲。

辨证，我们在基础里面已经讲了，人的一切生命活动实际上都是在时空两个方面来体现的，那就是说你分析证的时候如果能高度地概括它的时空特征，那么你辨证就越全面、水平越高。我将中医的证分为以下五类，这五类就体现出你的水平高低。

第一个最低层次的证叫"点证"。我们讲点证之前，先打一个比方。我们在数学上讲的时候，点就是一个点，线就是通过两个点的一个直线，如果三个点合起来就是一个面，四个点不在同一个平面上就形成了一个立体的东西。一点说明的问题最少，这一点相当于什么？空间中的一个一个点就相当于生病以后的一个一个临床信息，症状、体征，以及病史等等。如果我们的辨证只是盯

着一个症状，一个信息，就给他用药，这就属于点证水平的诊治。比如说头疼给止痛药，咳嗽给止咳药。所以说点证指的是单个的临床表现，实际上等于是症状的症。

如果只认识单个的临床表现，不能够分析出这些单个临床表现与其他临床表现之间的关系，这个医生就是停留在对症治疗的水平，是一个头疼医头，脚疼医脚的医生。辨证处于点证水平的医生，是医生里面最低水平的医生，也是最低的一级辨证。

那么在空间里面，如果形成一条线，那就不一样了，这个相对来讲就准确一些，第二个层面的证叫"线证"。这个线证具体到我们中医所学过的内容里，就是寒证、热证、虚证、实证、表证、里证。这属于中医的线证，就好比数学上的线性坐标，以零为原点，一侧是寒，一侧是热；一侧是虚，另一侧是实；一侧是表，另一侧是里。这样线性思维认识疾病的结果我们称之为线证。它比点证更能够概括出临床表现之间的关系。所以说线证的辨证就比点证的辨证水平要高。来了一个病人，你能辨出一个寒证来，知道用热药，那么这个水平就高一些。

第三个水平就是"面证"。具体到我们中医学过的辨证，包括虚寒证、实寒证、表寒证、里寒证、虚热证、实热证、表热证、里热证，这些稍微复杂分类的证，是一个面证。它就是寒热线和表里线交叉，就是一个面了，两条线交叉以后可以构成一个面，那么再联系这些疾病信息的时候，比线的联系要更全面一些。这就好比数学上的平面坐标，寒热轴和表里轴，虚实轴与表里轴，这样就构成了三个独立的平面坐标体系，用这样的任何一个坐标体系分析疾病所得出的结论，我们就称之为面证，它比线证更能够概括出各个临床表现之间的关系，所以面证辨证比线证辨证水平又高了一点。

如果能立体地、全方位地来认识疾病，这就比面证水平更好了，就进入到"体证"的水平，体证的水平是指立体证水平。体证里面又分为简单体证和复杂体证。

我先来说一下"简单体证"。简单体证在我们中医里面，是指表虚寒证、里虚寒证、表虚热证、里虚热证等比较复杂的证，这好比数学上的立体坐标体系了，以寒热、虚实、表里这三个轴线构成一个三维的立体坐标体系，用这样一个坐标体系分析疾病的时候，所得出的结论我们就称为简单体证，它比面证能够更全面概括各个临床表现之间的关系，所以说简单体证比面证辨证的水平又高了一个层次，因为它认识疾病，从空间的方位上研究更加全面了。

什么是"复杂体证"？复杂的体证比简单体证还要精确。如果我们将立体的坐标体系的轴线再增加一些轴线，那就更精确了。比如增加脏腑的轴线、经络的轴线、气血津液的轴线、病因的轴线，而病因轴线包括六淫、七情、饮食劳逸、虫兽金刃、痰饮瘀血等，这样就形成了一个多维的立体坐标体系，用这个多维的立体坐标体系分析疾病所得出的结论我们称为复杂体证。比如说我们辨出来一个证叫寒凝血瘀、闭阻心脉证，这个是不是更精确？更全面？更具体？说肺肾气阴两虚、痰湿壅盛证，你看这个多精确，它就可以根据辨证一个一个地给予相应的治疗措施了，这就是复杂体证，它比简单的体证更能够全面概括临床表现之间的关系，也更加精确。所以复杂体证比简单体证的辨证水平又高出一个层次，简单体证实际上从我们中医的角度来讲，那就是你刚刚学好八纲辨证，复杂体证就是你把所有的辨证全用起来了，综合来分析那当然水平更高了。

可是所有的这些辨证都是一个空间上的，我们还要考虑病人是动态变化的，所以还应该加上一个"时证"。因为空间立体的东西也有一个时间的特征，如果我们能够根据时间的顺序，动态分析疾病，那么得出的辨证结果就是时证。比如说久病入络，就是把时间、病因、病机考虑进去了；还有说急虚证，就是因为感受外来的邪气以后迅速导致的虚证；还有急瘀证，但是这个瘀血是迅速出现的，不是久病入络的那种血瘀，它是急瘀，这就等于把时间因素考虑进来了。这样考虑再加上复杂体证，这个辨证就是一个非常精确、非常立体、能够高度体现这个疾病的时空特征的一个证，这样的辨证水平是最高的，也就是复杂体证加时证辨证水平是最高辨证水平。我们学中医的就要学到这个程度，才算把中医学得比较好。中医也有很多我们没有认识到的，还需要发展，发展以后再加进来，包括我讲过的形神气辨证，我们已有的辨证体系没有，我们再加进来就是一个更复杂的辨证，这样使你的辨证水平比你已掌握的还要高，所以我们将来就要把它们融合成一个辨证体系，在实践中把它用得更好，这就需要我们在实践中去锻炼，去实现，把我们中医的这些理论学说都能够用到最好，体现出我们中医的高水平。

好，这个就讲到这儿。

第三章
临床体悟（治法）

1. 我对临床治疗基本原则的探索和应用

临床治疗基本原则可分为两个层次，一个就是总的指导思想层面上，我们应该掌握什么原则；再一个就是技术层面上，我们应该掌握什么样的原则。

前面我们已经把诊断相关的一些体会以及感悟都讲完了，现在开始讲治疗。首先讲治疗的一些原则，也就是与治疗原则相关的一些认识。

这一讲要讲的就是临床治疗的基本原则。我想分为两个层次来讲，一个就是指导思想层面上，我们应该掌握什么原则；再一个就是技术层面上，我们应该掌握什么样的原则，当然这两者之间实际上是密不可分的。

先讲指导思想

第一个指导思想就是"扶正祛邪"。因为人生病实际上就是人和外界之间不协调，外来的因素影响到人体以后才生了病，也就是疾病没有邪气则不会发生，没有正气异常同样也不会发生，所以扶正祛邪是最基本的治疗原则。

扶正是什么意思呢？扶正不单纯是补虚，实际上扶正包括：一个就是补虚，各种虚弱不足，要把它补充上。另外一个就是把内在的脏腑组织之间的关系协调好，也就是调理脏腑之间的关系，保持它的协调。

祛邪包括祛除外来的体内本来不应该有的邪气，也包括祛除内生的在生理状况下不应该有的邪气。外邪比较容易理解，是外来的。那么内生的邪气呢，实际上包括原来体内不存在的，或某些存在过度的，都属于内邪，在治疗的时候，在确立扶正祛邪这个原则的时候必须要搞清楚正是什么？邪是什么？

第二个指导思想就是"形神和谐"。因为人体是形气神三者的统一体，离开哪个都不行，所以人的形体和人的精神之间应该保持和谐，它和谐的纽带是气，所以说形神和谐实际上是形气神三者之间的和谐状态。我们治疗的目的就是要使整个形气神失调的状态恢复到一个和谐状态。

第三个指导思想就是"治病求本"。我们要扶正祛邪，我们要形神和谐，怎么样来做？那就要治病求本，要去找到病变产生的根本，它来源于哪儿？又有哪些环节出了问题？然后才导致了这种疾病状态，要把这些都分析出来，这实际上就是中医的辨证。

第四个指导思想就是"防治并重"。也就是说在治疗疾病的时候，不能只注意到眼前的病，还要根据疾病发展的规律，预测它可能要出现的问题，避免它进一步发展，所以说防治要并重。当然防和治本身是不可以分离的，你把病治好了就不会再变成别的病，所以治本身也是防。预防了，疾病不能够发展了，也有利于现有疾病的治疗，所以防治之间事实上是分不开的。

第五个指导思想就是"命主病从"。什么意思呢？就是人体的生命永远是第一位的，疾病是第二位的。在病人有病需要采取治疗措施的时候，首先要留人，关注点就是怎么把这个人留住，而不是怎么把病去掉。如果能够迅速解决，当然就保住命了，如果目前的技术还不能够把病解决掉的时候，或者解决病的同时要使正气付出很大的代价，甚至连命都没有了，这种情况下我们宁可不治这个病，让人与病共存，也不能为了治好病，把命丢了。"命主病从"具体落实到治疗中就是急则治标，先把命保住，然后再说治病。

这就是指导思想层面上应该掌握的五个原则：扶正祛邪、形神和谐、治病求本、防治并重、命主病从。

有了这些指导思想，我们就要落实用什么样的技术，从哪些地方着手，下面我想谈这几个方面的问题。

人是由形气神三者有机和谐统一的生命体，在这个形气神统一的生命体里面，每一种元素，每一种成分都是按照"源流"的形式变化的。所以说我们治疗技术基本上也是落实在这几个方面。

第一个就是"调神"，实际上就是调心。与各个脏腑相关的神应该怎么去调，神过旺怎么去调？神不足应该怎么去调？神不足就应该补，神旺就应该泻、抑制，神乱就应该理乱，这是治疗疾病的一个基本原则。中医经常讲"得神者昌，失神者亡"，也就是说没神了，那这个人也就完了，调神也是最迅速的，起效最快的，所以我们把调神作为第一位。

第二个就是"调气"。因为形态的东西不是迅速形成的，但是气的变化往往是迅速的，所以，我们在调理疾病的时候，要把调气作为第二个重要的技术。气也有气虚、气实、气乱，气实应该泻，气虚就应该补，气乱就应该理气。所以说调气作为一个非常重要的治疗技术和手段要给予足够的重视。

那么"调形"实际上就寓于调神和调气之中了，神气正常了，形态也就正常了，所以我们不单独说调形的问题了。

第三个就是要"调源"。当体内某一种成分、某一个方面多了还是少了，本着治病求本的思想原则，找到它的原因，如果是生成得少，就增加它的形成。如果生成得多，那么就要去抑制它不要让它生成的太多，所以说调源是一个增、减的问题，也就是一个补、泻的问题。

第四个就是"畅流"。因为任何东西产生后都有它运行的路径和过程，这个过程必须保持通畅，如果有瘀滞就应该把它调通畅，调通畅在中医里面最常用的办法就是理气活血，这就是直接畅流的一些办法。

另外，根据源流这个指导思想，还要知道最终它的出路在哪儿，把它的出路调整到正常，这个流就可以畅通了，所以在畅流的时候不但要关注生成以后运行的过程，还要掌握最后的去向，把这几个方面都调好了，就达到了畅流的目的。

第五个就是调理"升降出入"。在人体内，形是固定的，神是很灵活的，气也是很灵活的，气机的升降出入是生命活动的一个最基本的形式，所以调气的措施实际上就是调好升降出入。当升则升，当降则降，当出则出，当入则入，把升降出入调理好，实际上就是协调了人体上下内外之间的关系，使人体内部和人与外界环境之间保持协调统一。

第六个需要注意的治疗技术就是"顺势"。这是什么意思呢？就是当病邪侵犯到人体以后，人体在驱除病邪的时候也有一个自然的驱逐邪气的方式。比如说尘埃吸入到肺，人就会咳嗽，这时候怎么办呢？不是去制止咳嗽，而是帮助咳嗽，这就是顺势。所以说外邪侵入以后引起的咳嗽不能够用镇咳药。另外吃进去有毒物质以后出现呕吐，此时呕吐是身体祛邪的一个正常趋势，我们也应该顺势，怎么办呢？使用催吐的办法。另外我们吃进去有害的物质以后没有吐出来，有害物质进入到肠道，出现腹泻，腹泻也不能用涩肠止泻的办法，而是应该顺势用泻药赶快泻出去。

第七个就是"造势"。比如让大便保持畅通，就必须让大肠保持通畅，让胃气保持通降。怎样就保持胃气通降了呢？假如饮食不够，大便减少，就要通过吃东西，增加使胃通降的势，吃得多了，就形成上盛下虚这样一个势，随着饮食向下推进，大便就通畅了，这就是造势。

比如说头晕是因清阳不升，清阳往上升的能力不够，这个情况下怎么办呢？躺下，躺下以后，清阳就容易上升到脑，这时就可以解决头晕的问题，这也是造势，是缓解病情的势，但不是解决根本问题的势。

那活血也是这样。脉搏细弱，四肢发凉，这种情况下就要补心气，使心气增强，心主血脉功能强了，就形成一种势，心主血的功能好了，血液循环就通畅了，四肢凉就改善了。

以上这些治疗原则之间都是互相关联的，不能截然分开。在治病的时候不能只有一招，不能只想着吃药，或者只想着输液。如果只想着这些的话，熬药需要时间，打针输液要到医院，这个病如果说连这个时间都不给你，那你怎么办呢？所以说要会针灸、按摩，要有方便快捷的治疗办法。这些治疗办法掌握得越多，你救助病人的能力就越强。

最后还必须在技术层面上掌握"适可而止"，不能够矫枉过正，不能够补气补过了头，不能用泻的办法泻过了头，理气也不能理过了头，造势不能造过了头，所有的这些都要把握一个度。像《伤寒论》里面说的吃完大承气汤以后"得下利者，止后服"，就是说大便已经通了，就不要再喝了，这就是适可而止。

往往有的时候人们治病心切，恨病心切，会矫枉过正。我们应该知道"过犹不及"，过了也是病，不及也是病，我们怎么样来把握这个度？这个度就是"适可而止"，就是调理到正常状态就停止。

以上主要是从总的指导思想层面、具体技术层面谈了谈有关临床的治疗原则，希望能够在临床实际中把这些原则用好。好，这个就讲到这里。

2. 对中药"升降浮沉"和"升清降浊"的追问

> 由于升降浮沉很生动形象地展示在临床医生面前，所以就给某些药物确定了这方面的功效。这是误把现象当功效，误把"升降浮沉、升清降浊"当成一个真正独立的作用来看待。

临床用药时经常谈到药物的"升降浮沉"、"升清降浊"，这些概念怎么来理解？大家心里面并不是很清楚，所以，这讲的题目就叫"对中药升降浮沉和升清降浊的追问"。

中药的药性包括寒热温凉四性、五味，还包括归经、有毒无毒、升降浮沉。四性、五味、归经、有毒无毒比较容易理解，那么升降浮沉就比较难以掌握了，让人们感到模糊不清，把握不准。

如果你不搞清楚每个药物升降浮沉属性的具体所指，必然影响到你选择用药的准确性。比如说在中医古籍里面经常提到柴胡、升麻能升阳举陷，对肝阳上亢者慎用。临床上由于相当一部分的高血压患者属于肝阳上亢，所以高血压肝阳上亢者应该慎用。药性的升降本来是与具体的脏腑气机、气血和清浊密切相关的，所以才有了药物升降浮沉这么一个提法，但是实际上药物本身没有升降浮沉的作用，它只不过是作用于这些具体的脏腑以后，表现出来的一种现象，并不是说它真的有什么升降浮沉，这也跟寒热温凉不一样，寒热温凉确实是它固有的属性，升降浮沉实际上不是固有的属性，而是影响到相应的脏腑以后表现出来的一种现象。在用药的时候我们不必太关注这个药升那个药降，我觉得不要把注意力放在这个上面，而应该注意它对哪个脏腑是补是泻？比如，补肾就能够升清，因为肾是藏精的，藏精就能够升清。补脾胃就能够升清，因为所有消化吸收的这些东西都是通过脾的运化转输然后到人体各处，所以说补脾也就升清了。补肺，肺气足了，清气进入人体，也就起到了升清的作用。所以说"升清阳"是因为具体补益了某个脏腑、调整了某个脏腑而出现的，离开了虚实补泄也无所谓升降浮沉。不要把现象当本质，不要把现象当功效，不要把"升降浮沉、升清降浊"当成一个真正独立的作用来看待。

降也是这样，通便是降，其实通便降浊的同时也是升清，它们之间本来就是一对矛盾的两个方面，互相影响。降浊也不是药物本身有这么一个具体的作用，而是作用于脏腑以后的表现。

比如说麻黄是发散、升浮的药，但是用完麻黄不是都发汗的，像哮喘的病人喘而汗出，这时候用麻黄不会发汗，平喘后汗反而止了，你不能说麻黄是发汗的，只要有汗就不能用。所以说这个作用是离开了脏腑的虚实补泄就不会有的，不要过分的来强调它的升降浮沉，要重点关注它对脏腑的作用。

另外在中医里还提到某些中药能"升清降浊"，我在当医生的早期，感觉明白了升清降浊这句话，但是仔细一琢磨，就感觉到还是没明白升清降浊的实际意义是什么，所以，时常从中西医结合角度苦思冥想，结合临床实践，然后逐渐有了自己关于升清降浊的一些理解。

这个升清降浊也不是药物的作用，实际上是脏腑基本功能的体现，与刚才咱们提到的升降浮沉实际上是一样的。升是升举的意思，清是人体所必须的精微物质，降是降下排除的意思，浊就是人体组织器官的代谢产物，升清降浊是脏腑的基本功能，这也是治疗上的一个基本要求，所以说升清降浊就是将各种精微物质输送到人体所需要的器官，提供营养，同时将代谢的产物带离组织器官并排出体外。

在脏腑器官的水平来看，脾主升清，胃主降浊，肾既主藏精（实际上就是升清），又主尿液的生成排泄（实际上就是降浊）。可见脾胃是升清降浊，肾本身也是升清降浊，肺吐故纳新还是升清降浊，对不对？肝是气机升降的枢纽，实际上也是清浊升降的枢纽。心主血脉，清浊都是混合在血脉中的，所以心主清浊在血脉中的运行。由此可见，五脏六腑没有一个不参与升清降浊的，所以，升清降浊是一种生理现象的概括，是具体脏腑功能的一种表现，是五脏六腑协调统一的一种形式。

由于人体的每一个组织器官都有升清降浊的生理功能，所以说当这个功能受到损害而且没有恢复的可能时，医生就可以借助药物来帮助机体恢复升清降浊的生理功能，所谓药物的升清降浊作用只是脏腑组织的升清降浊功能的体现。因此，没有脏腑组织的升清降浊，药物无所谓升清降浊。

打个比方，比如说这个病人是因为肾气虚，清不升浊不降，这时候只调理脾胃可以起到升清降浊的作用吗？单纯用升麻、柴胡升清阳可以实现目标吗？是不可能的。换一个脏腑病变引起的清不升浊不降，用它可能也是没有效果的。

刚才是在器官水平上谈的升清降浊。在细胞水平，从中西医结合角度来看，细胞膜是具备了转运清浊的基本功能的，这个细胞膜让细胞外的营养进入细胞，把细胞内代谢的东西排出，所以细胞膜有转运清浊的功能。全身各组织的生理活动无不依赖微循环血管，所以微循环是整个升清降浊的一个关键，血脉通畅也就成了升清降浊的基本条件，因此无论在什么情况下都能够升清降浊的这些药，它应该作用在血脉上，是保持血脉通畅的。

我们再看看文献到底是不是这样。经典的升清药，升麻在《本草纲目》里记载有一个功效就是消斑疹、行瘀血，你看是不是作用在血脉的水平上？柴胡在《药性本草》里面讲可以宣畅气血，能使气血保持通畅。葛根也是一个升清药，可以活血化瘀治疗冠心病、脑梗死，这是现代研究已经证实的。大黄作为经典的降浊药，也有很好地活血化瘀的作用，所有经典的升清药也好，降浊药也好，很多都是作用在血脉水平。

既然升清降浊的药都具有保持血脉通畅的作用，那么各种保持血脉通畅的活血化瘀药物也应该具有升清降浊的作用，是不是这样呢？再看看《本草从新》，里面说川芎的功效是"辛温升浮，乃血中气药，升清阳，而开诸瘀"，说明活血药川芎也能升清阳。

通过思考这些文献，我觉得药物的升清降浊是基于脏腑组织升清降浊基本生理功能的一个体现，而并不是说具体的某一个药，任何情况下都能升清或者任何情况下都能降浊。但是，具有广泛的、确实在任何情况下都能升清降浊作用的药往往是作用在血脉水平、微循环水平，都有活血化瘀的作用。反之，活血化瘀药也有助于各个脏腑的升清降浊功能，所以当治疗脏腑功能失调，清不升浊不降的时候，一定要在调理脏腑功能的同时加一些活血药，这样升清降浊就很容易实现了。

　　好，这就是要讲的怎样理解中药的升降浮沉和升清降浊。

3."相反相成"：攻克虚实寒热错综复杂之难症的"利剑"

临床治病时，大多数人都能够理解相辅相成，但是不容易理解相反相成，然而作为一个好的中医医生，必须善于应用这两个治疗思想。

下面我要讲的题目就是如何用好相辅相成和相反相成的指导思想

当我们用寒热来认识疾病的时候，一般很容易理解成寒证用温热药就可以了，热证用寒凉药就可以了，这个大家在认识上都不会有困难，因为都是对立的思维模式。当我们以虚实认识疾病的时候，虚证用补益药，实证用泻实的药，这就是相辅相成，大家的理解也不会出现问题，接受起来比较容易。为什么呢？人们习惯了这种线性的思维模式，它与人们的线性思维模式是相适应的。

相反相成在实际中也是司空见惯的事情。比如说杠杆，往下压这端和抬另一端是不是一个效果？力的作用相反，但是结果是一致的，所以说是相反相成，相反相成的时候不是作用在一点上，是作用在两点上。像司机打方向盘，肯定是一个手向前，一个手向后，肯定是这样的，这样车才能开好，它们的结果都是一样的，对不对？这就是相反相成。

在临床上如果疾病比较简单，你运用相辅相成的思想一般就可以解决疾病，如果病情复杂了，那么你用相辅相成这个指导思想就比较困难了。比如说，单纯心火亢盛，用黄连、栀子，清心降火是不是就能够解决？但是如果同时这个病人伴随着肾阳虚，既有心火亢又有肾阳虚，你这会儿单纯地用黄连、栀子清心火就解决不了这个病人的问题了，解决不了这个病人的阴阳失调、脏腑失调的状态。那就不得不加用一些温补肾阳的肉桂、附子，但是单纯的心火亢奋能用肉桂、附子吗？不能，所以说当病复杂的时候我们需要把这些药性相反的药配在一起，配到一个方中来，这样就起到了相反相成的效果。

如果病情更加复杂，寒热虚实错杂，相反相成的配伍就更多了。我回顾过张仲景《伤寒论》里面的处方，几乎 80% 以上的方子都是寒热补泻药物并用的，你以后可以看看，哪个方是单纯的热药，哪个方是单纯的凉药，哪个方是单纯的补药，哪个方是单纯的泻药，几乎很少见，这也说明在临床上大多数的病症是这样的。所以说相反相成、相辅相成的联合运用是解决疾病最好的方法。

有些情况我们只能用相辅相成的办法。比如说心火亢盛，你不能既用泻心火的药，又用补心阳的药，对不对？泻心火就是泻心火，用黄连和栀子合起来，相辅相成。肾阳虚的患者也不能既补肾阳，又泻肾火，这种情况也不行，因为它们是不兼容的。所以说在这种情况下，肾阳虚的时候也不能既用附子，又用知母。

在整体虚实寒热错杂的情况下，药物作用点不同，相反的药物合在一起才能起到相反相成的作用。如果作用点在同一部位，那不但起不到相反相成的作用，而且表现为一种掣肘的作用，这个方子自身就矛盾。相反相成本身不是一个矛盾，是一个协调的统一，它的作用点都很明确，作用到这个点上互相之间就是互相配合，就像我们开汽车一样，左手往上右手就得向下，所以相反相成不是对立，相辅相成更不是对立，在临床上一定要善于且主动地用好相反相成。

好，在疾病治疗、开具处方的时候运用好这样的一个指导原则，可以使治疗事半功倍。

4. 质疑"利小便实大便"的千古定论

在临床中发现，只要想应用"利小便实大便"这一理论指导泄泻的治疗，就必须使用五苓散、参苓白术散、车前子这些方药，如果你不用这些方药，用其他利尿药就起不到这个作用，因此我就想这个理论到底对不对？

在腹泻治疗时，大家经常能够接触到"利小便实大便"的思想。"利小便实大便"这个理论到底是对还是错？应该不应该有这么一个指导思想，我认为"利小便实大便"大多数情况下是错的。所以说这个题目就叫质疑"利小便实大便"的千古定论

我记得上大学的时候，无论中药老师讲茯苓、猪苓、泽泻、车前子等，还是方剂老师讲五苓散、参苓白术散等，还有内科老师讲泄泻的时候都讲到了"利小便实大便"这样一个理论。作为治疗泄泻的一个常用指导思想，当时由于刚刚入门，没有临床经验，也不知道对错，反正就这样把它记在心上。后来在临床中发现，只要想应用"利小便实大便"这一理论指导泄泻的治疗，就必须使用五苓散、参苓白术散、车前子这些方药，如果你不用这些方药，用其他利尿药就起不到这个作用，因此，我就想这个理论到底对不对？因为受这个理论的影响，在西医治疗秋季腹泻的时候，曾经有一段时间他们用利尿药，也就是西学中的人，他们用速尿、氢氯噻嗪这些西药来治疗泄泻，能不能取效？可想而知。当时他们与别的药一起用，觉得好像是有效的，但是如果单用它的话，肯定就没效了，所以说后来再也没有人用速尿、氢氯噻嗪来治疗泄泻了。速尿、氢氯噻嗪是非常强的利尿药，它比五苓散、参苓白术散、车前子这些要强多了，但是它不能治疗泄泻。所以"利小便实大便"这个理论不能够作为治疗泄泻的真理性的理论。

至此我就想，难道使用两千年的这一理论是错误的吗？如果是错误的，又是什么原因导致了这种错误理论的形成呢？泄泻用中医理论讲大多数都是湿邪侵犯到肠胃以后导致的，由于泄泻，津液大量丢失，导致了尿液形成减少，所以说在泄泻的同时伴随有小便量少、小便不利，当你使用除湿的这些药物以后，津液就不再丢失了，肠道的津液又能够被吸收了，再加上多饮热水、暖水，五苓散里面就有这句话，多饮暖水。津液得到迅速地补充，与输液原理类似，尿液化源就充足了，小便不利也就消失了。所以泄泻治好的同时，小便不利也消失了。由于在泄泻好转的同时小便不利消失，所以历代中医就误将用药以后出现的尿量增多当成泄泻治愈的原因了，错误的颠倒了因果关系，把原因当成结果了，把结果当成原因了，所以得出了一个千古错误的结论。

　　如果按照这样的认识思路来进一步推论的话，我们不用五苓散，也不用参苓白术散，不用利小便的药，用清热燥湿的药，用温阳化湿的药是不是也可以止泻？你止泻了小便也通畅了，你能把这些药也叫成利尿药吗？不可以！那如果这样的话，利尿药太多了，为了证明这一理论的正确，把这个都改了算了？显然不行。从中医内部来讲，不是说小便通畅了就是利了小便才实了大便。从现代临床看，很强大的利尿药并不能治好泄泻，只能加重脱水、只能加重津液的丢失，仍然治不了泄泻，所以它不能够作为一个正确的结论来指导临床。

　　中药的五苓散、参苓白术散、车前子，与西药有明显利尿的药物相比是根本不一样的，实验证明对健康人和健康的动物，中药的五苓散、参苓白术散、车前子根本没有利尿作用，可是速尿这些西药对健康的动物和人都有作用，显然"利小便实大便"这个理论性的错误应该修正为"实大便利小便"才符合实际的情况。所以说临床上治疗泄泻的时候，千万不能抱着一个"利小便实大便"的理论来滥用利小便的药。

　　当然这些经典的药，实际上都不是利小便的药，对健康的人根本没有利小便的作用。

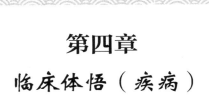

第四章
临床体悟（疾病）

1. 临床常遇而无奈的"戏医症"如何诊治？

戏医症是对多种治疗方法能够迅速取效但又使这些疗法迅速失效的一类病症，它有哪些种类？产生机理是什么？如何应对？

好，下面讲一个新的东西——戏医症治疗对策

我们先来谈一下什么叫戏医症，怎么起出这么一个名字来。我读《干祖望经验集》这本书读到治疗过敏性鼻炎的时候，书中有以下一段文字的记载，他说："临床上常可遇到的顽固久病，当第一次处方的开始，疗效极佳，但原方再服，即一无成效。换一个医生的第一方，也很有效，再服又无效。即使换上十位八位医生，情况完全一致。这种情况《医门补要》称为'戏药'，可惜没有介绍应付办法。这戏药症独多见于本病。而且还有一个使你惊奇者，继服之药即使十分对证，必然无效，初服之药即使不对证，也照样灵验如神。"

就是这段文字使我联想到自己在临床中不但经常遇到这种戏药的情况，而且还遇到戏针灸等其他的情况，也就是说一开始针上有效，再针就无效，换个地方针它又有效了，再针又无效了，也有戏针灸的情况。这些情况我就统统称之为戏医症，因为你所有的方子都是医生开的，这些病就好像跟医生开玩笑一样总是让你治不好，所以我就叫戏医症。以往没有把这类现象概括起来，更没有系统考虑过这种现象包括的疾病有哪些，产生的机制是怎样的，有什么治疗的对策、方法，因这些都没有一个系统的论述，我就在新浪网上的 UC "慈方医学"房间开展了为期 1 个月的"戏医症"讨论，就把上面那篇文字发出去，让大家一起来讨论。我把我的思考和大家讨论的内容概括为以下几个方面。

首先说戏医症的概念与分类。根据干祖望先生的提示，结合大家的意见，我们把戏医症定义成，戏医症是对多种治疗方法能够迅速取效而且使这些疗迅速失效的一类病症，就是所有具备这个特点的病症我们都称之为戏医症。

根据这个定义，将戏医症分为以下两类：一类是精神性戏医症，它主要包括各种神经官能症、胃肠神经官能症、心脏神经官能症、神经衰弱等，这类疾病症状比较多，变幻不定，往往每个就诊医生初开处方疗效都比较好，继续服用不但没有进步甚至出现倒退的现象，这是临床上最容易出现的戏医症，是精神性的戏医症。

第二类是客观性戏医症，主要包括躯体过敏性疾病，如过敏性鼻炎、过敏性哮喘、过敏性结肠炎。还有代谢调节异常的疾病，比如代谢综合征，部分的高血压。还有耐药性的疾病，如肿瘤及感染性疾病等等，这一类疾病与精神状态是没有关系的，但它具有戏医症的特点，把这类病症叫作客观性戏医症。

下面就分析一下戏医症产生的机理。不同类别的戏医症产生的机理是不同的，由于没有关于戏医症的系统研究，所以对它产生的机理，初步考虑是下面的这些情况。

精神性戏医症从西医角度来看，多是由于中枢神经系统稳定性差所致。按照中医理论，心藏神、肝藏血主疏泄调畅情志、肾主骨生髓、脑为髓海，所以，该类戏医症主要涉及的脏腑为心、肝、肾，病机与这三脏密切相关。涉及心的病机有：心气虚、心血虚、心阴虚、心阳虚、心血瘀阻、痰蒙心窍、心火亢盛；涉及肝的病机有：肝血虚、肝阴虚、肝郁气滞、肝脾不和、肝胃不和、肝火扰心；涉及肾的病机有：肾阴虚、肾气虚、肾精不足、心肾两虚、心肾不交等。以上这些病机均可直接或间接导致"心主不明"的精神性戏医症。

客观性戏医症从西医角度考虑可能是机体或病原微生物对这个治疗出现快速耐受，涉及机体相应部位对外来治疗快速适应、肝药酶水平增高导致药物的迅速降解，以及肿瘤细胞或微生物迅速变异。这些就是客观性戏医症产生的机制。

从中医角度考虑，过敏性疾病的戏医症具有风的"善行数变"和痰湿较盛的"流涕、痰鸣、黏液便、病情缠绵不愈"的特点；代谢综合征多与饮酒及嗜食肥甘厚味有关，表现为痰湿壅盛；肿瘤在临床多与痰、瘀、虚等病理因素密切相关；耐药微生物所致疾病除了与虚有关外，表现为病情缠绵难愈，也是

"湿盛"的一个特点。

与客观性戏医症密切相关的病机主要涉及"风、痰、湿、虚"这四个方面，与之相关的脏腑涉及主气合皮毛的肺、运化水湿主后天之本的脾、主疏泄条畅气机的肝。以上这些病机均可直接或间接导致"善变、缠绵难愈"的客观性戏医症。

那么怎么样来治疗？中医历来讲"有斯证必有斯药"，就是治疗的时候"有是证用是药"，但是有的时候没有办法，没有药可用。但是中医也有一个观念，只要有这个病就一定有治这个病的办法，去探索和寻找就是了。《内经》里面说"言其未可治者，未得其术也"。你说这病不可以治，实际上是没有得到治疗这种病的技术，并不是说这个病没法治，因此戏医症之所以戏医，就是因为我们对戏医症的认识不够深刻，治疗手段还少，或者运用的不合理。

根据我自己的经验和大家讨论的结果，我们把这个治疗方法和注意事项概括为以下几个方面：

第一个治疗方法就是"骗"疾法。骗就是欺骗的骗，疾就是疾病的疾，这个原因就是你不是要戏医吗？我干脆就骗你，在《干祖望经验集》里面是这么讲的，"可以每诊换方，不管温凉攻补，只要有效，一直可以哄骗下去，直至把病骗好"干祖望用这种办法来治疗戏药症。

这种治疗方法治疗季节性过敏性疾病多能使患者比较好地越过患病季节，实际只是一种姑息疗法，没有治愈该病，来年的时候还照样复发，只不过是说你在患病期间病情没那么重而已，骗疾法实际上是没有把病骗好，是骗过去了。

第二种就是避邪法。很多戏医症是与特定气候、环境、饮食结构密切相关，如果患者条件许可，可以通过异地迁徙避免季节性过敏。比如说患者到冬天就过敏哮喘，干脆冬天让患者移居海南，他去海南就不犯病，这是一种避邪的方法，叫异地迁徙。如果对某些食物过敏，可以避开某些特定的食品，如果对酒过敏，那么可以戒酒。另外对于肥胖、代谢综合征，可以通过戒酒和减少饮食，减低进食的热量来处理，就能避开邪气。

第三种就是顺势法。顺是顺从的顺，势是势力的势。目前针对戏医症的所有治疗，之所以没有切中要害，可能都是逆势思路指导下的这些方案。比如过敏性鼻炎，如果是通过制止喷嚏流涕、抗过敏的思路来指导的话，只能是反复发作，目前就是这样，用上抗过敏药就没有后续的治疗。如果考虑喷嚏是驱邪外出，因为患者感受到一些东西，必须排出来，那么我们采用取嚏法治疗，他不是打喷嚏吗？我让他打得更厉害，这样或许能够取得很好的临床疗效，这就是顺势的方法。一方面可以用扶正的方法，使用黄芪、白术补益正气，另一方面可用皂角粉吹鼻子，患者就会打喷嚏，这样内外合作，迅速驱邪外出，邪去正安病就好了，所以说可以改变一下思路，我们要顺势而为。

另外，如顽固性腹泻，可以在辨证基础上加用泻下药，帮助他赶快泻，这样的话疾病可以祛除，患者可很快痊愈。还有顽固性腹泻有的用巴豆，巴豆是泻的，泻完了就好了。

下面就谈一谈用药，辨证用药作为中医的一个最基本的治疗方法和原则，在戏医症里面也还是可以用的，戏医症之所以按照传统的治疗效果不好，我认为主要还是辨证不确，治不得法。

下面我来谈一下辨证用药的经验。对于精神性戏医症，临床上要注意辨证是不是全面，辨证是否落实到了脏腑功能的协调上，治疗的重点从心、肝、肾来调理。对于神经官能症，一般认为是肝郁气滞，疏肝理气只有暂时的效果。

我在临床的前 10 年治疗这种病也苦无良方，后来逐渐摸索出比较成功的治疗经验，治疗选药的时候要注意以下三点：第一个就是"养"，用养的办法，具体的就是养心血、养肝血，然后养心阴、养肝阴、养肾阴、益心气、补肾气，还有补心阳，补肾阳，这是用药的时候要注意，首先是补。当心肝肾功能不虚了，它调节神志的功能就稳定了，这种精神性的戏医症就容易好了，常用的药物有人参、熟地、当归、麦冬、五味子、白芍、枸杞子、龟板、山萸肉，这是我常用的养心、养肝、养肾作指导思想时所选用的药。第二个就是"镇"。用镇心、镇肝的办法，镇心安神，常用的药物有生龙骨、生牡蛎、磁石、珍珠母、石决明。第三个方面是"调"，调主要是理气、调理心肾、调理心肝、调理肝肾、调理肝脾、调理肝胃，根据中医的辨证选择相应的药物就可以了。我通过这样的指导原则来治疗精神性戏医症，尤其是神经官能症这类病的时候，疗效就显著地提高了，而且效果还稳定。这是关于精神性戏医症。

关于客观性戏医症，在传统辨证用药的基础上，要注意风、痰、湿、虚的轻重。虚证明显就重用健脾补肾的药，选用的药物有山药、人参。如果痰湿明显那就应该重点健脾化痰化湿，这时候可以选用茯苓、陈皮、苍术、白术、半夏、藿香、佩兰、薏苡仁这些药。如果风盛就以祛风为主，选用荆芥、防风。对恶性肿瘤及感染性疾病的耐药性戏医症，重点是加强扶正，在补气、养血、温阳、养阴的基础上，短期联合使用抗生素、化疗药、抗癌药、抗癌中草药，这样可以避免耐药性戏医症的发生。

第四个治疗方法就是"信仰疗法"。这个信仰疗法一般不把它提出来，但是我把它单独提出来是因为这个很重要。要建立患者对医生的信任，因为信任是较低程度的信仰，对你的信任实际上也是一种信仰，只不过是没到迷信的那种程度，它是治疗的基本前提，对于精神性戏医症更是这样。如果病人对你不信任，吃完药心里还犯疑，那不可能治好病。所以首先要建立患者对医生的信任，那么怎么样来建立？建立信任的最好办法是让其他人暗示患者，说某个医生治疗他所患这类疾病疗效很好，这个时候患者就信了，不是你自己宣传，而是其他人间接的向病人宣传，患者就对你信任了。第二个就是要建立宗教信仰，就是患者要有一个宗教信仰，信仰就是最深刻的信任，患者一旦建立了对神圣的信仰，他就会把自己的心灵交给神圣，那他就放下了所有的心理负担，能保持良好稳定的心态。我在临床就发现很多精神性戏医症，高血压、偏执狂的这类患者在建立自己的宗教信仰以后，疾病就不药而愈。根据我所了解的一些劝人行善的宗教，比如基督教、佛教，这些宗教对精神性戏医症非常有效，而且疗效还比较好，所以信仰疗法很重要，我们要善于让病人去学习宗教建立信仰，不要以为这个不科学。我越来越感觉到宗教信仰在解决人的痛苦方面，在很多方面都远胜于药物，所以我们不要阻拦病人的信仰，而且对这类病人应该提倡让他去信仰。

第五个方面就是找最适合的治疗手段。在临床有的时候辨证虽然正确，但没有合适地治疗手段，也常常出现戏医症，所以临床上要根据患者戏医症的具体情况，选择适当地治疗手段。这些治疗手段包括针灸、药物、移居、心理调整、宗教学习，你要根据不同的情况来给患者选用适合他的治疗手段。

第六个治疗方法就是应用"慈方名医"会诊。慈方名医是慈方数字名医服务系统的简称，它是一套2000位临床各科古今数字名医模拟会诊系统，经过广大临床医生应用，发现对很多疑难病症疗效非常好。对于各种戏医症的患者，只要抓住了他的临床特征，能够设置好主要表现和次要表现，再结合前面谈的经验，配合起来往往能够取得很好的效果。

第七个治疗方法就是"放弃治疗"。很多精神性戏医症患者经过各种治疗仍然不能治愈，患者会感到绝望而自暴自弃，那么这时可以告诉患者即使不治疗也不会有任何生命危险，你就干脆劝他放弃，听之任之，这样的话他不再那么焦虑，不再寻求治疗方法，就彻底放下了心理包袱，这时往往能够收到与信仰疗法异曲同工的效果。当然大多数人在早期并不会采取这种办法。

第八个方面，要注意疗程足够。因为戏医症病程一般都比较长，不容易短期内治愈，所以要告诉患者坚持治疗，在取效后还需巩固一段时间，这个疗程一般要给患者讲，需要一至三个月或更长。为什么这样呢？如果说你三剂五剂就好，那病人吃完了没好，病人对你不信任，你也不要再治了，病人也不会再找你了，所以要告诉他最少要配合一至三个月，他见到效果以后你让他继续配合治疗，他还会配合你治疗，哪怕一年半年他都会配合你。所以说不要给人们把话说得很满，要肯定地讲，但一定要留出足够的时间，不要说在短时间内就可以治好，千万不要讲这样的话。

以上就是有关戏医症的一个简单讨论，希望大家遇到类似病症的时候会有所帮助。好，这一讲就讲到这儿。

2. 我自己发现的心绞痛特效穴位

我再介绍一个经验，这是我在临床上发现的一个经验，治疗心绞痛的一个特效穴位。

针灸在治疗心绞痛方面确实疗效很迅速，心绞痛在中医里面叫胸痹，古代用以治疗胸痹的常用穴位就是内关、膻中、心俞、厥阴俞这些穴位，对于相当一部分病人确实是有效的，而且效果还不错。

我在临床上有一次遇到了一个病人，是因为这个病人我才发现了治疗心绞痛的特效穴位，怎么发现的呢？我先介绍一下这个病人。这个病人是一个姓张的男性患者，49 岁，主诉胸骨后闷痛剧烈五个小时，这个病人是 4 年前发现有高血压，3 年前发现有糖尿病，在这之后就反复发作心绞痛，经常用各种的降压药、降糖药，收缩压控制在 150～160mmHg，舒张压在 90～110mmHg。在看病的这段时间内，血压升高，头晕，项背僵硬，五小时之前就突然出现胸骨后闷痛剧烈并且向两肩放射，患者用日本的活心丸，还有速效救心丸都不能缓解，当时他的血压是 180/120mmHg，心电图报告是心肌缺血，尿糖（++），表情非常痛苦，形体肥胖，舌质淡胖有齿痕，苔薄白，脉沉滑。当时我诊断为胸痹，西医诊断高血压心脏病、糖尿病、冠心病。这是 1986 年的病人，入院以后就立即针刺内关、膻中，胸痛稍微有所好转，但是好转不明显。当时我就站在病人旁边，看着病人这么痛苦，觉得胸闷憋气，简直要炸开的那种感觉，我就在旁边盯着病人思索。我想胸部觉得胀，但是腹部没有胀，胸腹之间如果通畅了，气不就可以往下走了么，于是我急中生智，就拿针灸针，从鸠尾穴下了针。鸠尾这个穴位正好是胸和腹之间的一个穴位，就像水一样，提起这个阀门是不是上下就通了呢？仅仅是一个想法，当时鸠尾穴一扎上去，病人就有针感向胸部传导，结果传到胸部疼痛立即就消失了。这个病例给了我一个非常深刻的印象，后来就想鸠尾穴可能是一个特效穴位。

后来这个病人再次发病的时候，膻中、内关一个也不扎了，就扎鸠尾，同样扎下去立即就有感觉了，针感传到胸部立即就缓解了。一般来讲不会超过一分钟，这已经比硝酸甘油都快了。后来我再遇到其他心绞痛病人的时候，用这个穴位同样是这样的效果。实事求是地讲，在半分钟到一分钟之内鸠尾就能止痛，硝酸甘油都没有这么快，所以说这个经验很成熟，是经得起考验的，我病房也这么用过，有的大夫也见过，疗效确实是非常好。

　　下面就介绍一下穴位针刺的时候要注意的事项，鸠尾穴是任脉上的一个穴位，在剑突下，下面就是肝脏，所以说在针刺的时候，不要太深，下针应根据胖瘦，胖的人可以适当深一点，瘦的人就要浅一点。体瘦的人一般进针是0.5～0.8寸，这是按照同身寸。那么肥胖的人进针是0.8～1.5寸，不管针多深，有针感就行。针感可以人为地控制让它向哪边传导。如果病人胸痛在胸部正中，那么你就垂直进针，针尖微微向上一点，针感就可以传到胸部，如果是左侧胸痛，那你就针尖微微向左上，针感就向左胸部传。如果是右边，那你针刺时就让针尖向右上方，当然幅度要小，不要幅度太大。有针感以后，捻针5～10秒钟，疼痛就逐渐缓解了，然后留针半小时，十分钟行针一次，基本上就可以迅速地将心绞痛控制住。如果是一个缺血性疼痛的话，一般是在一分钟之内就止住了，如果超过三分钟五分钟，心绞痛还没有控制住，那你就要高度警惕这个病人可能是心肌梗死，所以说他还有鉴别诊断的作用。

　　后来研究鸠尾穴为什么能起效这么快时，有一个医生，他说也发现了一个特效的穴位，就是背部的至阳穴，说这个穴位用针刺或者用指压可以帮助患者迅速缓解心绞痛。后来我从西医学角度考察这两个穴位的时候，发现它们是同一个是神经节段的，也就是说至阳穴也是和鸠尾穴在一个神经节段上，至阳穴在背部第七胸椎棘突下，鸠尾穴也是在第七肋间神经分布的区域，所以，它们之间关联性很好，这两个穴位可以说基本上都是特效穴位。但是在没有针灸针的情况下，至阳穴用的比较方便，你用指压或者硬币代替，如果你指压的力量不够，可以用硬币或者用笔压住这个穴位，胸痛可以缓解，而且速度也是比较快的。

　　这就是我要介绍的治疗心绞痛的特效穴位，当你没有药物的时候，或者去取药的过程中你想迅速地缓解患者的疼痛，就可以采取这种办法。

3. 支饮诊治经验例谈

在现代中医临床上，张仲景有关支饮的论治方药具有非常大的价值，它相当于西医学讲的什么病？疗效是否强过西药？

下面我要讲的是中医的一个病名，支饮辨证治疗的心得体会。支饮在临床上是非常常见的，支饮这个病名出自于《金匮要略》，在《金匮要略·痰饮咳嗽病脉证并治》里面有四饮，四饮之一就是支饮。这篇指出了支饮的临床表现就是"咳逆倚息、短气不得卧、其形如肿"。通过这个描述可以知道支饮的主要症状就是咳逆倚息、不能平卧、气短、水肿，这是支饮的主要临床表现。

支饮除了这些主症以外，它还有很多的可见症状，就是可见可不见的，这叫或然症。这篇里面提到"不渴、苦眩冒、心下痞坚、面色黧黑、胸中痛"。这些都是支饮的或然症，而且这篇也讲到支饮的部位是在膈间、心下。常用的方剂有小半夏汤、木防己汤、葶苈大枣泻肺汤，还有十枣汤。

支饮在临床上见于西医学的哪些疾病呢？主要包括：心包积液、风心病二尖瓣狭窄合并心衰、高心病、主动脉瓣关闭不全合并心衰、肺心病心衰，以及其他多种原因引起的心衰。所以说支饮和心功能不全之间的联系是最紧密的。如果说要找治疗心功能不全的方案，不但要从《金匮要略》的这一篇里面来找，还要从其他的水气病篇去找。

我的体会是葶苈大枣泻肺汤是治疗支饮最基本的方子，在这个基础上再辨证选方，这样疗效就非常好。下面我就举几个例子。有一些病案在其他地方也谈到过，这是更详细的。

第一个就是急性非特异性心包炎、重度的心包积液。

患者姓李，女性，20岁，1990年10月14日住院，9天前患者没有明确的诱因就出现胸骨后闷痛，伴有咳嗽、短气、胃脘疼痛、自汗、恶心，所有的这些症状是在平卧或者吃饱饭的时候加重。5 天前病情加重，在某医院按结核性心包炎治疗，当时用了雷米封、利福平、强的松、双氢克尿噻、速尿，结果病情还是日渐加重，直至患者活动数步都感觉非常困难。患者来的时候我给她查血压，收缩压是 12KPa（90mmHg），舒张压是 10.5KPa（76mmHg），体温是 37℃，精神萎靡，唇甲青紫，全身浮肿，心界向两侧扩大，心尖搏动不明显，心率 96 次 / 分，心律齐，心音遥远，没有腹水，舌质暗红有齿痕，苔薄黄，脉细数无力。心电图报告窦性心动过速，III、AVR、AVF、V_1、V_3，T 波是倒置的，T 波在标 II、V_5 是低平的，T 波在标 III、aVL、aVF、V_3 与主波方向相反。X 线报告是重度的心包积液。当时就辨证为支饮，饮热互结胸膈，处方为：葶苈子 20 克、大枣 12 枚、商陆 3 克、白术 15 克、木防己 20 克、秦艽 20 克、石膏 60 克、苍术 15 克、半夏 12 克、茯苓 30 克、泽泻 18 克、附子 10 克、防风 10 克，水煎服，分两次。病人在 12 小时以后以上症状就全面缓解了，B 超提示少量的心包积液，然后又用了三次，这些症状基本上就消失了，调理了十几天就出院了。

像这个病人这么神奇的效果，也是在我工作之初遇到的，我坚信通过这些病案你就知道中医的疗效确实是太好了。我们按照《金匮要略·痰饮咳嗽病脉证并治》第二篇："夫有支饮家，咳烦胸中痛，不猝死，至 100 日或一岁，宜十枣汤。"就是说如果没有猝死的话，还可以用十枣汤来治疗。还有"支饮不得息，葶苈大枣泻肺汤主之"。这一例患者胸中痛甚，根据此症就足见这位患者病情危重，因此选用了葶苈大枣泻肺汤配合其他的中药，温化停饮、渗利水湿，还用了清热辛散的药、辛散水气的药，能够清饮中的蕴热，再用半夏和胃降逆。而且这里面有一对药，就是半夏和附子，按说这是反药，但是我们临床在用的时候，确实发现半夏和附子配在一起没有出现任何的毒性，还是很安全的，我用到现在很多年了也是这样，没有发现明显的不良反应。

另外，通过这个案例也可以知道，支饮不一定都得用十枣汤。十枣汤确实比较峻烈，但是不一定非要用它。

另一个就是风心病二尖瓣狭窄合并心衰的案例。患者姓贾，女性，38 岁，于 1986 年 1 月 26 日就诊，当时患者喘逆倚息不得卧 3 天，咳嗽痰稀量多，胸闷，心下痞满，面色黧黑，两颧部尤甚，全身浮肿，按之没指，唇甲青紫，既往有风心病病史。体温正常，血压 90/70mmHg，双肺底可闻及湿啰音，心脏二尖瓣听诊区可闻及收缩期隆隆样杂音，三尖瓣听诊区可闻及三级收缩期吹风样杂音。肝在剑突下 8 厘米，肋下 3 厘米，肝颈静脉回流征阳性，还有腹水，舌质紫暗，苔薄白多津，脉细涩。辨证为阳气虚衰，饮停胸膈，泛溢四肢。方子是：葶苈子 50 克、大枣 12 枚、附子 15 克、茯苓 10 克、木防己 20 克、人参 10 克、桂枝 20 克、石膏 10 克、丹参 30 克，水煎分两次服。一剂后症状减轻，浮肿就减退了一半，五剂以后这些症状基本消失，然后还用原方调理半月未见复发。

在《金匮要略·痰饮咳嗽病脉证并治》中提到："膈间支饮，其人喘满，心下痞坚，面色黧黑，其脉沉紧，得之数 10 日，医吐下者不愈，木防己汤主之，虚者即愈，实者 3 日复发。"这个病和这一条描写得非常相符，所以我用了木防己汤合葶苈大枣泻肺汤加附子、茯苓、丹参温阳活血利水，疗效非常好。另外这条提到的"虚者即愈，实者 3 日复发"是什么意思？这个在很多书上讲得都是错误的，以为是虚实的虚，其实不是。心下痞坚实际上就是心源性的肝硬化、肝脏充血，如果说你一开始摸着还挺硬，吃完药以后它软了，就要好了，这就是"虚者即愈"。如果吃完药以后还是那么硬，这个病人即便说症状有所缓解，3 天以后还会复发，也就说明他心衰的时间比较长，出现了心源性肝硬化，"实者 3 日复发"就是这个意思。张仲景当时不会这么讲，但是在临床上讲，他描述得就是一个临床事实。

再举一个病案，属于支饮。高血压心脏病、主动脉瓣关闭不全。患者姓牛，女性，60 岁，1990 年 1 月 10 日就诊。患者高血压十几年，咳喘，痰稀，近 7 天咳喘气急不能平卧，颜面及下肢凹陷性浮肿，血压是 180/80mmHg，主动脉瓣第二听诊区可闻及舒张期叹气样向心尖部传导的杂音，两肺底湿啰音，舌质红，舌中前部少苔，根部苔厚，脉弦滑数。胸透报告是肺淤血、心影增大、主动脉影增宽。心电图报告是窦性心律，II、III 导联 T 波低平。中医诊断为支饮，阴虚饮停。我给他用的方子：葶苈子 30 克、大枣 10 枚、麦冬 30 克、白术 12 克、茯苓 20 克、石斛 10 克，水煎服，每日一剂。这个病人也是一剂后病情就缓解了，五剂后症状基本上消失了，然后就用原方小量维持治疗。这例病人是支饮、阴虚同时出现的，其实在临床上水饮内停，兼有阴虚的并不少见，这就是一例。

我在用葶苈大枣泻肺汤，白术、茯苓这些渗利温化痰饮药时，一般要加养阴的药。对于水肿合并有阴虚的患者，麦冬是首选的药。石斛也具有养胃阴的作用，这样并用以后既能够化饮，又不伤阴，疗效很好。

我最后再举一个支饮的病例，是肺心病全心衰的一个病人，患者姓陈，男性，60岁，是1986年1月13日住院的。患者当时诊断为慢性支气管炎，近日来咳嗽、喘逆，倚息不得卧，全身水肿，下肢尤其明显，大汗淋漓，心下痞硬，查两肺满布湿啰音，心界向两侧扩大，心率120次/分，心律绝对不齐，二三间瓣可闻及3级收缩期吹风样杂音，肝剑下5cm，肋下4cm，腹水，肢体浮肿，按之没指，舌淡暗胖大，苔薄白，脉弦滑数强弱不等，曾经用青霉素、氨茶碱、西地兰治疗一周无效。处方为：葶苈子40克、大枣15枚，睡前水煎顿服。患者在次日就喘息大减，浮肿、腹水全部消失了，肝脏也缩小了，然后又用这个方子加上温补平喘的中药调理，病人就痊愈出院了。

这一类病人在临床上最常见的是肺心病心衰，葶苈大枣泻肺汤治疗这一类病，疗效确实是非常好的，这是我早期的病案。后来我们在临床上用这个方法治疗的时候，都能反复得到验证，疗效确切可靠。

以上有些病案曾经在某些媒体上有过报道，后来有的病人慕名而来。之前还有一个四川的心包积液病人，诊断为心包肥厚、心包积液，都已经做过心包引流手术，把引流管拔了19天就又恢复原样了，胸闷气短，吃饭上厕所都不行。这个病人也是通过关系找到我，我在电话里问了情况，先开了药，吃了三剂药后就有所减轻了，然后我又亲自去看了一趟，这个病人吃完药后恢复情况就蛮好，他的治疗基本上是以葶苈大枣泻肺汤、木防己汤、枳术汤，再加上黄芪、知母来治疗的，疗效非常好。但是病人虽然症状缓解了，因为是慢性心包炎，心包肥厚并没有很明显的变化，心包积液减少的也不是很明显，但他的生活质量确实有了明显地提高，整个人的身体状况非常好。

我在治疗心功能不全的这类病人的时候，按支饮来处理疗效是非常好的。

现在我的病房还正在治疗一例病人，是一个肥厚性心肌病、心衰、下肢高度浮肿的病人，肢体都往外冒水，我也是按照这个思路，用葶苈大枣泻肺汤、木防己汤、枳术汤，然后加上附子、麻黄，因为这个病人没有汗，所以我加上温散的药。这个病人的情况一天比一天好，现在肿的情况已经基本消失了，原来流水的地方也都收口了。这么严重的病人用中药还能取得这么好的效果，可想而知老祖宗留给我们的经验是多么的宝贵，我们一定要好好地学，认真地记。

4. 心血管疾病防治如何"柳暗花明又一村"

心血管疾病在全世界可以说投入研究的人力、物力、财力是最多的，心血管疾病的治疗也确实是突飞猛进，但是到现在为止，还没有把心血管疾病彻底控制住，原因是多方面的，而关键在于思路，从思路上来讲西医学的思路比传统中医学的思路要差一些……

下面我就讲一下心血管疾病防治怎么样突破目前的研究思路，改变现代研究的状况

我们先来回顾一下心血管疾病研究的历史。以前是如何治疗心肌缺血呢？扩张血管，改善心脏供血，减轻心脏的负荷，减少心肌耗氧量，抗凝避免血栓的形成，降脂防止动脉粥样硬化，冠脉介入，冠脉搭桥，基本上是这样一个思路。你看看所有的这些研究，它的注意点都放在了血管上、放在了血液上，把眼球就盯在了心脏的血管和血液，所有的治疗基本上都是围绕这个进行的。但是我们再从中医的角度看一下，中医治疗冠心病，它的方案是很多的，有相对固定的方案，但是没有绝对固定的方案，它总是按照中医的辨证论治原则来进行治疗，它的思路不是局限在血管，不是局限在血液，如果是这样的话，单纯心主血脉的辨证就够了，不需要别的。

西医学研究逐渐发现炎症因子对血管动脉粥样硬化有促进作用，现在又强调炎症。血液循环本身哪有炎症？炎症从哪儿来？所以他们在研究心血管疾病的时候发现老盯着心脏、血液不够了，还要从外面进一步找原因，因为这方面的研究已经很多了，包括支架、冠脉搭桥，虽然做了这些手术，但引发动脉粥样硬化、心肌缺血的根本原因没有解决。就像桥塌了，你把这个桥支起来，但是桥本身的架构没变，那就是没有解决根本的问题，对不对？根本的原因并没有解决，是因为着眼在局部，只想着局部怎么解决，所以说无论你是从预防还是从治疗上都不会有一个比较根治性的方案。这就要求我们要跳出来，至于跳到什么程度，离开心脏多远来研究心脏病，这就是我们要思考的一个问题。按照中医理论来讲，心脏为五脏六腑之大主，也就是说它是五脏六腑的主宰，它既然主宰五脏六腑，那么五脏六腑反过来都会影响它，这是肯定的，所以说在防治心脏疾病的时候一定要从其他地方来找，因为心脏自身不会惹自身的，惹它的都是外来的因素，所以说要突破传统思路，治疗心脏病不要仅仅局限在心脏上。

突破这个局限以后，我们的思路就展开了，那就是全身任何一个地方的病变都可能影响心血管，导致心血管疾病，比如说高度的精神紧张、长期的精神紧张，血压升高，会不会导致心血管疾病？高血压本身就是。长期的紧张引起全身组织器官功能的失调，可以直接或者间接地影响心脏。

那我们再来看一看肺的病变会不会影响到心脏，像肺部感染的时候，激发了大量的炎症反应，这些炎症反应要影响到全身各处，首先影响到的就是血液，然后作用的是血管内皮细胞，作用于全身血液系统，所以说严重的肺脏病变可以出现休克、全身的缺氧，它同样可以引起血管内皮的损伤。

我们再来看胃、肠道的病变，胃肠黏膜损伤以后，大量有害物质就会突破这一种天然的屏障，直接进入到血液里，那么它就能够破坏血管内皮的完整性，把血管内皮的完整性破坏以后，这些胆固醇的沉积、炎症激活以后，对血管内皮的损伤就发生了。

让我们再看看肝脏，肝脏也是这样的，肝脏是一个解毒的器官，如果肝脏功能损害了，那么它的解毒的功能就受到损伤了，那么很多有害物质就会进入血液，也会损害到血管。

胰腺损伤以后，胰腺炎发作很容易出现休克，长期的胰腺炎又会引起腹泻、消化吸收不良，不但导致营养物质的吸收不好，而且还会导致坏死性胰腺炎，可以引起炎症反应内皮细胞的损伤，使整个心血管系统受到破坏，所以也会出现休克。

接着看肾脏，几乎肾脏病均伴随有心血管疾病，所以好多肾脏的疾病往往伴随有高血压。肾脏不好，肾功能不好，有害物质排不出去的时候，在体内首先造成血管的损害，血容量的增加，心脏负担的增加，血管内皮的损伤，它同样可以引起心血管疾病。

我讲了这么多例子，考虑到心血管系统在人体的地位，我们再来看一下也是很有必要的，要突破传统的思路的，把思路开放到心血管以外，为什么这么讲呢？人作为一个整体，它与外界发生交换，自身还要维持平衡，对不对？与外界交换靠得是哪些器官呢？靠得呼吸系统、消化系统、泌尿系统、皮肤系统，以及我们的感官、听力、视力，社会上的这些现象都必须经过我们的感官进入我们的思维，然后影响整个人身，对不对？

可是与外界不接触的器官是什么？哪个器官不与外界接触，必须通过刚才谈到的这些器官才能与外界接触呢？那就是心血管系统，它是一个密闭的系统，它对外界是不开放的，它只对与外界接触的组织器官开放，但是它对外界不直接开放，不能说哪个血管直接从外面吸收气进来，哪个血管到饭里去吃，那是不可能的。假如外界没有任何损害它的东西进来的话，那它能永远保持一个健康的状态，但是它实际上一直在发生病变，那么它的病因从哪儿来？就是刚才我们提到的全身各个对外的部位，病邪是从这里进来，然后影响到这个不与外界接触的器官，心血管疾病就是一个涉及全身各个系统的疾病，所以说我们对心血管疾病的防治一定要突破传统思路。

突破思路以后，应该怎么去治疗？怎么去预防？人体哪个部位有病、哪个器官有病就赶紧把它治好，把它治好了就间接保护心血管疾病了。长期腹泻治腹泻，长期便秘治便秘，长期咳喘治咳喘，肾功能不好就去治肾，精神有问题就去调节精神，环境不好就移居，总而言之你把这些东西都做好了，心血管系统的病因从根上就给它断了。

当我们有了这样一个认识以后，应该开一个方子，保持全身各个对外器官功能的稳定，这样就能相对地保护心血管系统。既然对心血管系统影响大的主要是呼吸系统、消化系统以及人的精神，我们就应该重点着眼于这三个方面，把药物用到最少的同时做到各方面能够兼顾，按照中医的理论，把人体调理到一个协调平衡的状态，而且这些药用起来还不应该产生危害。根据这样的要求我就组了一个方子，叫理乱复元汤，也就是说身体上任何一个部位出现混乱的时候，甚至乱到你都不知道怎么处理的时候，就用这个方子，这张方子在理乱以后，实际最终保护的是心血管，而这个方子里面没有一个是治疗心血管的活血化瘀药。这么一张方子用在临床上，根据辨证进行加减，疗效非常好，这个方子的组成就是吴茱萸、知母、枳实、白术、石菖蒲，就这五味药，为什么选这五味药，我就来讲一讲。

吴茱萸，其本身是一个温胃、和胃、降逆的药，能够治疗胃气上逆的呕吐，它又是一个解毒的药，治疗湿毒为患，能够解毒辟秽。吴茱萸是针对胃肠道来用的一个药，可使胃肠道保持正常通降的功能。用吴茱萸是这样的思路，用知母又是出于什么思路呢？

知母，是一个很好地治疗肺部感染的药，润肺、清肺、解毒，它可以治疗从肺进入而损害心血管系统的病因，因为肺脏正常了，病因就不会从肺里进来了。知母是治疗咳嗽很好的药，有二母宁嗽丸。这样一个针对肺，一个是针对胃，而针对胃的药是热药，针对肺的药是凉药，这一冷一热合起来，它的寒凉之性就受到了抑制，温热之性也受到了抑制，这两个药的配伍就可以长期应用了。

白术是一个既健脾又补肺的药，为什么这么讲呢？肺在有病的时候痰比较多，那么胃肠有病的时候，比如脾虚就容易泄泻或者便秘，那么白术这个药对肺可以化痰，治疗肺燥时还可以起到润肺的作用，当然主要作用还是能够化痰。那么它通过健脾既可以止泻，又可以通便，这个药就是一个非常好的使胃肠功能保持正常状态的一个药，这是用白术的意思。

枳实是一个降气的药，是理气药，能够保持胃肠的通降，它和吴茱萸合起来是以降气为主，白术是以升清为主，这样一升一降，升降保持一个比较平衡的状态。另外枳实它有一个很好的作用，就是抗过敏的作用，它能够保持机体的稳定性，能够祛风，这个在《本草经》里面有记载，它可以治疗风团。有了枳实，整个机体就能够保持一个相对稳定的状态。另外在《金匮要略》胸痹篇还有一个枳实薤白桂枝汤，是治疗胸痹的。说明枳实本身就能改善心肌缺血，治疗胸痹，所以我选择枳实。

枳实、白术合起来还有一个名字，叫枳术汤或者枳术丸。枳术丸治疗什么病呢？是治疗脾胃虚弱、饮食积滞、虚实夹杂的一个基本方子，另外在《金匮要略》水气病篇里面，还用枳术丸治疗水饮，说"心下坚，大如盘，边如旋杯，水饮所作，枳术汤主之"，那么这个枳术汤是什么呢？就是指枳实、白术两个药，这是一个什么病呢？是心功能不全，所以这两个药本身就可以治疗心血管疾病，可以治疗血容量过多对心血管系统的影响，可以改善心功能。这两个药就有这么多的作用。

再来看石菖蒲，它是一个很好的解毒药，所以在温病里面用石菖蒲，无论上焦、中焦、下焦都可以用。另外石菖蒲是一个很好的补脑药，为什么呢？嗜睡的时候它可以醒神，烦躁的时候可以用它安神，所以石菖蒲是一个很好的补脑药。它为什么可以补脑？实际上是改善了脑部的供血，只要脑部供血好，虚也治了，实也治了，所以说它就可以很好地改善、稳定人的精神活动。石菖蒲，历代的药理记载，它对全身的血管具有活血化瘀的作用，但是它又不是我们经典的活血化瘀药。在焦树德老大夫的《用药心得十讲》里面还说石菖蒲治疗心绞痛效果很好。这样就把全身血管的稳定性、完整性都照顾到了。石菖蒲还能够调节人的精神、解毒，对各个脏器（主要与外界环境接触的脏器）起一个保护的作用，这样的话对外的屏障就坚固，外邪就不容易进来，主要的脏器功能正常了，已经有的病变也容易恢复。

我的方子别看就这么五味药，它包括了这么多的因素在里面，另外为什么我老强调解毒？因为西医学也确实证明炎症反应在冠心病、血管性疾病里面占有非常重要的地位，那么中医的这些药正好可以解决这个问题，所以说这张方子是中西医结合的思路，遵循的是中医的整体观念。从中西医结合的角度来讲，心血管系统是一个相对密闭的系统，人与外界交换的这些部位、器官都是在心血管系统的协调下，心血管的疾病是通过外来的病因作用于对外的这些器官，然后影响到它，所以说治疗应该跳出心血管系统，从心血管系统之外找原因，找突破口，我拟了这个小方子。这个小方子经过临床的检验，辨证基础上加它和不加它疗效差很多，具体到每个人的时候药量可以根据病变脏腑的侧重进行加减，这就是理乱复元汤。

这张方子，我在用于治疗胃肠功能紊乱疾病的时候，疗效是非常好的，对于慢性胰腺炎、急性胰腺炎疗效也都非常的好，所以说它的使用不仅仅局限在心血管疾病，对其他系统也有很好的作用。

另外还有一个需要补充的就是枳实，枳实本身实际上也有很好地解毒作用，为什么这么讲？你看在《金匮要略》里面，在古方里面有一个叫排脓散的处方，它就是桔梗、枳实合在一起的，枳实在这方面还有很好的作用，只不过在学中药的时候这些东西已经不讲了，如果把这些讲进来又不能叫它理气药了，如果把它祛风的作用讲出来，它就又跟祛风药有关系了，这样不便于归类，但是我们学中医时也不能够为了知识的系统性而把客观的真实作用抹杀掉，我们要善于挖掘每一个药物各方面的功效，在组方的时候可以用最少的药照顾最大的面，这样可以做到少而精，少而全，抓住关键，做到四两拨千斤。

心血管系统如何突破，这是我的一个思路。怎么实践的，我也告诉你了，以后可以去验证它是对还是错，是不是有效。也可以静以待变，你可以看看将来的心血管的研究方向会不会是我们预测的这样一个方向，我相信会的。

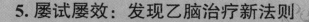

5. 屡试屡效：发现乙脑治疗新法则

> 在治疗乙型脑炎这类病的时候，一般来讲，中医的经验就是用白虎汤，以及后来总结的白虎加苍术汤，疗效不错，比单纯的西医治疗效果好。但是我在临床上，发现有相当一部分病人疗效并不理想，经过仔细的临床观察，发现了一些被人们忽视的临床特征，针对这些特征，结合前人的经验，我取得了很好的治疗效果。

下面我给你讲一下病毒性脑炎的治疗经验

病毒性脑炎最多见的是乙型脑炎，乙型脑炎是病毒感染引起的，西药在治疗乙型脑炎这方面相对来讲没有什么特别有效的办法，在治疗上主要是支持治疗，也就是说，让病人能挺过去这个自然的病程就行了，它用的治法主要是补液、抗菌、消炎、对症、退烧，出现呼吸困难的时候上呼吸机，脑水肿明显的时候给脱水药，基本上是这样一个治疗模式。我们还不能说效果不错，应该说很差。

在我工作的前几年，在急诊的时候也收了一部分这样的病人，在治疗这样的病人的时候，我观察得比较仔细，用中西医结合的方法治疗，疗效确实比较好。有的病人来的时候就是神昏抽搐，经过我们治疗，病人好了以后还不留后遗症，而且好得还非常快。在临床上借鉴了中医积累的一些经验，但是我还发现了以前没有的一些问题和细节，按照我们的发现重新对这个疾病的病机进行了一个思考，然后结合我的认识加了一点中药，疗效就非常好。下面我把我成熟的经验给大家谈一谈。

乙脑病人来的时候，轻则发热、头痛、颈项僵硬，严重的可以出现神昏抽搐，再严重就出现呼吸困难、死亡。

在治疗这类病的时候，病情有轻有重，一般来讲，中医的经验就是用白虎汤，以及后来他们总结的白虎加苍术汤，据说疗效不错，比单纯的西医治疗好。但是我在临床上，发现有一部分病人疗效确实是不理想，可能是我要求比较高。我记得带学生实习的时候，来了一位轻度的乙型脑炎病人，发烧、头痛、无汗、颈项僵硬，当时为了让学生体验一下中医辨证用药到底有效没效，我让学生按外感头痛去辨证用方，结果他们说用荆防败毒散，我说行，就让病人用上了。病人用下一剂药头就不疼了，体温也减轻了。然后我再让他们看看辨病治疗行不行，按照已经积累的经验，脑炎的病人用白虎汤效果很好，我们就在原方的基础加石膏、知母。把白虎汤的药物加进来看行不行，结果把白虎汤往里一加，吃完了，病人的体温又开始升高了，又开始头痛了，这就让学生们知道，按中医治疗的话就必须按照中医的辨证。我就让学生再把这两个药去掉，还是用原来的方子，病人吃着吃着就好了。所以说不是单纯地按照经验说乙脑用什么方子我们就用什么方子，这样疗效不会好。

还有一个病人，是我一个同学的女儿，也是一个脑炎高热病人，高热持续不退，给她输清开灵、打退烧药、用安痛定、地塞米松，体温都不往下降，那一天晚上我看着这孩子，也觉得挺发愁的，但是我仔细看这孩子，高热但不出汗，舌质不红，第二天早晨的时候，这小孩意识还是清楚的，就是脖子硬，我就跟她父亲商量，然后做了一下小孩的工作。我说我给她开点中药，让她喝点中药，因为该用的西药、输液都用上了，体温就是不降，结果就开了葛根汤，里面用了麻黄、细辛，因为这孩子是无汗的，舌苔是湿润的。药用葛根、麻黄、桂枝、石膏、附子、细辛、生姜、甘草、大枣，结果这个病人早晨喝进去药，到傍晚的时候体温就降到正常了，就这么快！所以我觉得还得按中医来，这是一个风寒外束的病症，尽管有内热，但是还是风寒外束。因此清开灵、安宫牛黄丸这些凉药是没效的。

通过这些病例，我总结出一些经验，发现这类病人有一个普遍规律，就是高热无汗，舌苔水滑多津。不管舌质什么颜色，舌苔什么颜色，脉象是数还是不数，只要有无汗、舌苔水滑湿润，就可以考虑有风寒外束。

我认为乙型脑炎病人确实是热像比较明显，因为严重的时候会有热盛动风的表现，但关键是还兼有风寒外束，所以说才没汗，没有伤津等表现，所以说患者舌苔是湿润的。我就抓住这个特点，在常规经验的基础上，加上辛热的药，常用的辛热药就是附子、麻黄、细辛、羌活、姜黄，还有苍术也可以考虑进来。当然不一定全部用，全部用也没问题，就是按需来选用。当我把这个经验再用于以后的乙脑病人的时候，发现个个疗效都很好，一般情况下都是24小时体温大幅度下降，可以降成低热，甚至正常。这个经验我反复试验都得到了证明。

　　去年7月份，我去会诊一个乙型脑炎病人，这个病人住在某一医学院附属医院的 ICU 病房，女孩，17岁，请我去会诊的时候已经昏迷13天了，高热持续不退，靠呼吸机维持呼吸，抽搐则用氯硝安定来控制。当时看这个孩子我也只用了几分钟的时间，患者的临床表现就是高热、神昏、抽搐、腹胀，舌淡苔润，口角流涎，病人无汗，大便是靠灌肠保持，但仍然腹胀，脉滑数，脉率每分钟是 110～120 次，脉象躁动不安，说明这个病虽然现在用物理降温及药物降温，她的内热还没有解决，但是病人无汗说明有风寒外束，所以我就按照前面的经验，辨证是热盛动风，风寒外束。就开了下面这个方子：羌活15克，附子10克，麻黄10克，姜黄10克，黄芩20克，黄连10克，栀子10克，连翘30克，知母20克，大黄20克，厚朴15克，金银花20克，钩藤30克，全蝎10克，僵蚕10克，羚羊角粉1.8克（冲服）。这个方子没有用石膏，虽然大家知道石膏退高热，但是对这个病人我觉得不合适。在去看这个病人之前，患者已经鼻饲了5天的中药，安官牛黄丸也灌了，一点效果都没有，给她用上这个汤药以后，第二天她的家属就打电话过来，说病人吃完药以后体温已经降到37.8℃了，这是喝了1天汤药的功效，所以家人感觉到非常高兴，然后又继续用这个药，到第5天的时候，也就是她昏迷18天的时候，患者就睁开眼睛了，她的父母看她的时候，看到她眼里流泪了，好像是意识恢复了，让她再继续用。又过了5天的时间，家属很着急，担心这孩子到底会不会傻。然后我就又坐飞机去看了患者，当时意识确实是有，但是还有低热，在37.5℃上下波动，当时摸她身上已微微的有汗了，为了搞清楚她的意识到底恢复了没有，我就领着她父母一起去 ICU 病房看病人，发现她睁眼看她父亲和母亲，好像是认识，因为有气管插着，她不能说话，虽然仍靠呼吸机维持着，但是她已经有了自主呼吸。因为她时不时抽搐，所以在 ICU 病房手脚都是捆在床上的，我让护士给她把双手解开，我诊完以后说要走时发现病人右手动了动，但是没有抬起来，你想在床上捆了二十多天了，就是一个正常人也没劲抬起来了，但这个动作，我知道她听明白我的话了，当时我就跟她父母说这孩子有希望了，她可以听懂我们说的话，她的恢复情况可能比我们一开始看到病人时的感觉要好。我这一次又开了一个方子，黄芪 30 克、西洋参 10 克、大黄 6 克、连翘 10 克、金银花 30 克、黄连 10 克、葛根 30 克、柴胡 20 克、石菖蒲 30 克、麦冬 20 克、僵蚕 15 克、桃仁 10g、红花 10 克、甘草 10 克，另外在煎药的时候加 50 克生姜。这个病人到这种情况的时候还有癫痫的小发作，因为热伤气阴比较明显，所以这次加重了益气养阴的药，把散风寒的药去掉了。

这个病人吃了一周左右的药，就把呼吸机撤了，然后转到普通病房，大概十多天的时间就可以下地行走，能回忆起她以前的事情，说明疗效是非常不错的，后来这孩子专门到北京来，我看了看她，恢复得非常好。

把这个经验介绍给大家，大家可以去再验证，看我的经验是不是经得起考验。

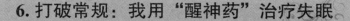
6.打破常规：我用"醒神药"治疗失眠

我们习惯于用安神药治疗失眠，但很少有人用醒神药治疗失眠，醒神药真的能治疗失眠吗？有什么使用技巧？

下面我就讲醒神药在失眠中的应用技巧

治疗失眠的病人时，一般来讲都会想到，西医用安眠的药来治疗，中医主要是用养心安神、清心安神、重镇安神的药。从来也没有想到过用醒神药来治疗失眠，这个我在临床上稍微积累了一些经验，在这儿给大家讲一讲。

我们先来看看失眠的临床特点。失眠的病人晚上躺在那儿翻来覆去睡不着，还有一些失眠的病人，像脑梗的病人，白天睡，晚上不睡，睡颠倒了，我们有时候也把这样的病人当成失眠的病人。我们再看看除了中风这类睡眠节律颠倒的失眠以外，一般的失眠都是晚上睡不好，白天没精神。白天昏昏沉沉，晚上清清楚楚睡不着，这种情况怎么来治？

由于脏腑功能失调导致睡眠节律的异常，整个睡眠节律不能够与日月、昼夜保持一致，我们治疗这种病的时候，首先是调理脏腑功能的失调，不管是什么样的失调，只要引起了睡眠节律的改变，它就会引起失眠。我们就要按照中医的辨证论治，从脏腑功能失调这个角度去辨证，辨完了就在这个基础上再加上一些醒神的药。

睡眠不好给醒神的药，那不是睡眠更不好了吗？其实不是，因为睡眠是有节律的，白天应该精神，晚上应该不精神，就应该睡觉。那我们应该怎样使用醒神药？什么时候用呢？不是睡觉之前，睡不着你再给醒神药，让患者更精神，那就不对了，应该是早晨起来用醒神药，白天一天精神了，与日月一致了，晚上自然就想睡了。所以，要建立正常的睡眠节律，必须要用醒神药。

我们辨证用药在一天里面任何时候用都行，但是醒神药应该在早晨用，但你不能白天吃安神药，吃完了昏昏欲睡，那晚上还是睡不着，所以说安神药应该在晚上睡觉前去服用。我们重点来讲一下醒神药使用的技巧。

首先我们来谈一下哪些药具有醒神的作用。在中药里面，实际上没有专门醒神药这一类，所以说一问哪个药能醒神，还真想不起来，但是中药里面确实是有醒神药，最典型的醒神药就是麻黄。

《伤寒论》里面提到过煎麻黄的方法，是先煮麻黄，去上沫，对不对？为什么去上沫，如果不去上沫，吃完药以后反复颠倒，也就是说翻来覆去，烦躁兴奋，安静不下来，所以说麻黄本身就是一个醒神药。正是因为麻黄有醒神的作用，现在人们用麻黄做毒品，吃完了就精神得不得了，所以说麻黄是一个天然的醒神药，从麻黄的不良反应里面我推出它有醒神作用，从麻黄的药理作用来看它有中枢兴奋作用，用于治疗遗尿、昏睡。失眠的病人白天昏昏沉沉，就用麻黄提神，但是，用药的时间只能是早上和中午，千万不能在睡觉以前用，醒神药使用的时机要把握好。

第二个醒神药就是我们常用的茶叶。茶叶喝完了人精神，不爱睡觉，所以说睡前不喝茶。睡前不喝，上午喝，下午喝，保持白天精神总是可以的吧，白天精神了，到晚上自然就不精神了，就容易睡了。

还有两个药具有双向的调节作用，既能够醒神，也能够安神，就是人参和石菖蒲，不精神的时候用上它们就精神了，不想睡的时候用上它们就想睡了，所以说这两味药早晚都可以使用，这两个醒神药是不限时的，但不能违背中医辨证。

这就是我要说的醒神药使用的技巧，至于其他药物的醒神作用，大家如果知道的话还可以再补充进来，这算是一个抛砖引玉吧，提醒大家失眠还可以用醒神药治疗。

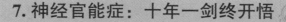

7. 神经官能症：十年一剑终开悟

神经官能症虽然对患者的生命没有什么威胁，但患者自己感觉却非常痛苦，严重影响患者的生存质量。这类疾病具有明显的戏医特点，那么从中医角度如何认识？用什么方药？

前面专门就戏医症做了一个讲解，里面其实已经包括了神经官能症，一部分经验在里面已经介绍了。这一讲重点想介绍我治疗神经官能症的一些经验用方。

神经官能症治疗起来难度确实很大，具有明显的戏医的特点，就是说找任何一个医生前三剂药都管用，然后用着用着就不管事了，这个特点很明显，所以说这是一个不要命，但是使人非常痛苦又非常难治的一个病。

我在临床的早期，将近 10 年的时间里，一直没有摸索到一个比较好的方案，后来逐渐感觉到脉络清晰了，原来那些养心安神的归脾汤，调理肝脾的逍遥散，疏肝理气的柴胡舒肝散基本上逐渐淡出了我的使用范围。按照这个病的特点，好像是应该开这些处方，但是实际上我感觉到疗效是不满意的，而这些恰恰就是现在治疗的主流方案。下面就讲我自己行之有效的方案。

有关它的治疗原则，戏医症里面我们讲了，以"养、镇、调"为主，这三个原则只要运用好了，这类病就好治了，但是光谈这个原则却没有一个具体的方子也是不便于记忆的，所以，下面就讲一下具体使用哪些方子。

我常用的有四张方子，一个是血府逐瘀汤，一个是桂枝加龙骨牡蛎汤，再一个就是甘麦大枣汤，还有一个生脉散。这四张方子往往是合起来化裁使用的，使用频率最高的就是血府逐瘀汤，这是治疗神经官能症、抑郁症这些神经症最基本、最有效的一个方子。为什么最终集中到这个方子上？

在研究《医林改错》的时候我就发现这张方子是调节植物神经功能紊乱

的，为什么这么讲呢？血府逐瘀汤在《医林改错》里面列了以下病症，我们来一个一个回顾。

一个是头痛，各种各样的头痛，如果头痛没有表证，没有里证，没有气虚，没有痰饮，时好时坏，百方不效（这就说明这种头痛具有明显的戏医特点），用此方一剂而愈。这证明它是由神经功能紊乱引起的，而且疗效神奇。

再一个就是胸痛，胸痛也有好多方子，王清任说有忽然胸痛，其他方子皆不应，用此方一剂即止。这个胸痛还不好说是什么胸痛，结合其他适应证，神经性胸痛可能性最大。你看适应症还有"胸不任物"，什么意思呢？就是胸部不能盖东西，压一点东西就睡不着。他举了一个例子，说江西巡抚，是一个 74 岁的老人，夜间睡觉的时候露着胸能睡，盖上一层布都不能睡，说病了 7 年了，然后用此方五剂痊愈，这是个什么病？是个神经功能紊乱，对不对？不可能是其他什么病。连一层布都不能盖你说是什么病？还有适应症就是"胸任重物"，说一个女的 22 岁，夜间睡觉的时候必须让她的侍女坐在她胸部才能睡，2 年了，也是用这个方子三剂药就好了。那么这个胸不任物、胸任重物都能治，显然是神经功能紊乱，它可以表现成任何一种形式的，用血府逐瘀汤能治好，而且效果还很好，这些都是顽固性疾病。

还有就是天亮出汗，说醒后出汗名曰自汗，因出汗而醒名曰盗汗，治疗用补气、固表、滋阴、降火，服之不效而反加重，却不知血瘀亦令人自汗、盗汗。用血府逐瘀汤一两剂汗已。意思是出汗实际上就是植物神经功能紊乱，无论你是自汗还是盗汗，尤其是盗汗更是这样，均属于神经功能紊乱。

还有就是食自胸右下，就是吃东西时食物一进咽部就觉得从胸的右边往下咽，而不是从正中这样往下咽，那么这种情况也是一种神经功能紊乱的表现，说此方可效，痊愈难，这还是属一个神经精神的问题。

还有一个叫心里热，也叫灯笼病，身外凉，心里热，内有血瘀，如果按虚热治，就愈补愈瘀，如果认为是实火，就愈凉愈凝，使血瘀更加严重，所以用血府逐瘀汤三两剂就可以了。那外边凉里面热，心里觉得热，身上觉得凉，也是植物神经功能紊乱。

再有一个是督闷，就是心眼小，什么事想都想不开，想不开更是神经功能紊乱了，用血府逐瘀汤三剂就好了。

还有急躁，这更是神经的问题，还有夜睡梦多，依然是神经功能紊乱。

还有呃逆，他说你用了那么多治呃逆的药，什么都无效的话，速用此方，不论轻重，一剂即效。这个呃逆还是神经性功能紊乱。

再一个就是饮水即呛，会厌有血滞，用此方即效。饮水即呛，脑梗的时候可以呛，神经功能紊乱的时候也可以呛，所以还是一个神经系统的问题。

再有一个就是不眠，睡不着觉，夜不能睡，用养血安神药治之不效，此方若神。

还有小儿夜啼，小孩一到夜间就哭，用此方一两剂痊愈。小孩哭也没有别的病，还是神经的问题。

还有就是心跳心慌，用归脾汤等方不效，用此方百发百中。实际上这些人没有什么疾病，就是老觉得心慌睡不着觉。

还有夜不安，就是夜里烦躁，重者满床乱滚，整夜都没有安静的时候，坐下起来，起来坐下，实际上也是神经功能紊乱。

还有一个适应证俗言肝气病，没有什么原因就是爱生气，也是神经功能紊乱，用此方应手而效。

还有就是干呕、恶心，用此方呕立止，这是神经性恶心。

还有晚发一阵热，就是每天傍晚的时候觉得皮肤发热，这还是一个植物神经功能紊乱，重者两剂即愈。

以上所有的适应证，全与大脑、神经密切相关，根据这些适用证，我觉得这是一个很好的调节神经功能的方子，所以我使用这张方子的频率很高，因为神经功能紊乱在人的疾病中占的比例太高了，这张方子的临床效果你已经亲眼看到了。我常把它作为一个基本方。

另外一个基本方，就是桂枝加龙骨牡蛎汤。这是《金匮要略》里面的一个方子，出现在血痹虚劳这一篇里面，这个方子主治的病症是什么呢？"夫失精家，小腹弦急，阴头寒，目眩发落，脉极虚芤迟，为清谷、亡血、失精。脉得诸芤动微紧，男子失精，女子梦交，桂枝加龙骨牡蛎汤主之"。这实际上是一个神经性官能症，就是小肚子觉得硬，阴茎头觉得凉，整天还头晕，掉头发，脉弱，男子遗精，女子梦交，这些都不是器质性的病变，都是神经的病变，可用桂枝龙骨牡蛎汤，就是桂枝汤加龙骨、牡蛎。

王清任的血府逐瘀汤没有治疗性神经官能症的，桂枝龙骨牡蛎汤是治疗性神经官能症的，我就经常以这些方子为基础来化裁。

另外还有一个方子就是甘麦大枣汤。甘麦大枣汤也是《金匮要略》里面的，它是在"妇人篇"里面提到治疗脏躁病的，"妇人脏燥，喜悲伤欲哭，有如非己所作，数欠伸，甘麦大枣汤主之"。就是没有什么原因老想哭，老想打哈欠，欠伸，就好像有神灵在那儿指挥她一样，不由自主。不由自主实际上就是神经调节功能比较差，这个病更像抑郁症。抑郁症本身就是神经功能紊乱的一种。甘麦大枣汤也是一个很好的调节植物神经功能紊乱的一张方子。

其实桂枝龙骨牡蛎汤里面已经有了大枣、甘草，只不过是多了一个小麦。在临床上我们可以用小麦，也可以用浮小麦。这个浮小麦能够敛汗，敛汗实际也是调节植物神经功能，所以说这三张方子都是治疗神经官能症的有效处方。

还有一张方子就是生脉饮。生脉饮这张方子也用于调节植物神经功能紊乱。实际重在养心、养肾，为什么用它呢？这张方子没有说它能调节植物神经功能紊乱、对神经官能症有什么效果。但是在《辨证录》里面有一个方子给我的印象特别深，是一个老大夫介绍的，说他当时遇到一个病人，病因是经过一个坟地的时候，从坟地上突然飞出一只鸟，吓了她一跳，舌头往外一吐就回不去了，扎针、舌头上点药都没效，结果就找到他看。他就说《辨证录》里面有类似的病案，用的是生脉散，结果就用生脉散，喝完以后就好了。他给我讲完这个例子以后我印象非常深。我到北京读研究生的时候专门去书店买了《辨证录》这本书，书里面确实是有，但是不叫生脉散，是以生脉散为主组成的，说"有妇人生子，舌出不能收"，是由于受惊吓导致的，用的什么方子呢？用助气镇心丹，这里面的成分是人参、茯神、苍术、五味子，这个方子里面有人参、五味子，但是没有麦冬，说水煎含漱久之咽下，一剂收，两剂就好了。在这里面又附了另外一个方子叫敛舌神丹，人参一两，五味子一钱，麦冬两钱，你看，这是生脉散了吧！然后是附子、石菖蒲、高良姜，水煎含漱咽下，一剂即收。这种舌吐出来回不去，实际上都是受惊吓以后神经功能紊乱的一个表现，这两个里面都有人参、五味子，而且第二个里面还有麦冬，看来人参、五味子、麦冬调节神经功能的效果非常好。那么现代药理研究也证明，人参、五味子对增强中枢神经系统的记忆功能非常好。

我在临床就用这四张方子做基础加减，虚证就以补虚为主，实证我就以血府逐瘀汤为主。另外再加减一些药，假如肾虚就加芡实，为什么加芡实呢？芡实是一个涩精止遗的药，可治疗遗精，遗精实际上就是神经功能紊乱的一个表现，芡实能够补肾，通过补肾调节神经功能紊乱，因为脑为髓海！再一个就是用石菖蒲，石菖蒲开心窍，能够治疗嗜睡，也能够治疗易醒，所以它也是一个很好地调节神经功能的药。再一个就是胆南星，如果表现为亢奋且有痰热就加胆南星，就可以镇静下来，可以休息，可以睡眠更好，这样功能紊乱就容易得到解决。你看胆南星，能化痰息风止痉，祛风就能安神，这个我们专门讲过。还有半夏，如果舌苔厚腻且有痰湿，那么你就用半夏，半夏与其他的药配合起来，血府逐瘀汤、桂枝加龙骨牡蛎汤的基础上配上半夏就能够化痰湿、安神。半夏秫米汤在《内经》里面就是治疗失眠的，组方为半夏加秫米，就是一个很好的方子。

在临床上我们根据病人的不同表现，以这四张方子为基础，以这四味药再加上灵活的加减运用，神经官能症的治疗疗效就非常好，这是我的个人经验，这个就讲这么多。

8. 思路大开治疗"怪病嗳气"

嗳气是个常见症状，但敲击身上任何一个地方就出现一次嗳气就比较罕见了，怎样认识其产生机理？又如何对其进行治疗？古书里没有发现答案。

下面我讲一讲怪病嗳气如何治疗

嗳气是胃气上逆常见的一个症状，大家应该都遇到过，治疗上也不是十分困难。我在临床上工作了二十多年，遇到过一例这样的病人，敲击她身上任何一个地方就会出现一次嗳气。老太太已经治疗 3 年了，怎么治都无效，我也是第一次遇到，不知道该怎么处理。

中医治疗怪病多从痰从瘀治，化瘀也好，祛痰也好，都没有效。当时我就想从调神的角度来治疗，在一般辨证的基础上，加上了芡实、人参、五味子、龙骨、牡蛎这些调神的药物，还有桂枝、白芍，结果这病人治疗了半年多，还真治好了，病人对我非常感激。但是我总觉得这一例说明不了什么问题，后来也再没有遇到这种病人。

前一段时间在网上交流的时候，山东有一个大夫，他就遇到了一例这样的病人，身上任何一个地方一敲就嗳气，而且他用中药也没有效果，他向我请教这个的时候我说容我想一下，我们下次再交流。后来我就琢磨出一招来。

病人嗳气都与敲击身上任何一个地方有关系，那我们可以不用药物，用针灸的办法来给她治疗。一敲击就嗳气，说明敲击本身和嗳气之间形成了一个条件反射，那我就想可以采用中医"移神"的思想，给他扎一针，把精神转移了，这个条件反射就给打断了。让他针刺足三里、内关，捻着针敲击身上任何一个地方，看患者是否还嗳气，每次敲击捻针幅度加大一点，结果这个嗳气就不再发生了，而且一次就治好了，然后再用调神的药巩固治疗，怪病居然就好了，比我第一例治疗效果还要好。

到现在为止，我经历了两例这样的病人，觉得后一个治法是最好的。就是打破敲打身上和嗳气之间的条件反射，靠什么呢？靠穴位和针刺，因为当针刺的强度足够大的时候，患者把注意力都转到针刺部位去了，新的条件反射成了一敲打身上任何地方针刺部位就疼痛，旧的条件反射就没有了，原来病变状态下的任何一个敲击就嗳气的现象自然就好了。这是中医"移情"思想的实际应用，临床证明确实太有效了。

另外这个案例也提醒你，不要把药物治疗当成中医治疗的全部，其实针灸、按摩、推拿都是中医的治疗，我们在掌握中医治疗技术的时候，尽量要全面，不要只掌握一个，掌握一个治不好就觉得中医不行，其实不是。那么这个思路还不单纯是中医的，也是一个中西医结合的思路，所以不但要掌握中医的，还要掌握西医学，把西医学的东西和中医的针灸结合起来，这样一个条件反射加针灸就可以解决了。

9. 味觉异常：八方名医来垂教

味觉异常的治疗，中医虽然积累了比较成熟的经验，但是如果把发现的一些味觉生理病理规律引入，中药治疗的效果还会进一步得到提高。

前面我讲过味觉的生理病理以及在诊断中的应用，我想接着就谈一下味觉异常怎样来治疗。

味觉异常的治疗在临床上是经常遇到的，西医如果遇到这样的病人，只是根据局部治疗，比如说口腔里面有病变就治这个病变，如果没有病变往往没有很好地治疗措施。中医在这方面积累了很多的经验，现代西医的一些研究对我也有很多的启发，味觉的治疗我就从两个方面来讲。

一个是借鉴古人的治疗方法。味觉异常是一个很容易被人们诉说的临床表现，所以在内经时代已经有了比较详细地记载，后世在治疗上也逐渐在完善。《内经·奇病论》就有味觉异常治疗的记载，这个治法到现在为止仍然是非常有效的。里面记载说"有病口甘者，治之以兰，有病口苦取阳陵泉……治之以胆募俞"。口甘就是觉得嘴里甜的特别厉害，《内经》里面叫脾瘅，治疗的时候用兰，就是中药佩兰。如果口甜的病人来了，你在辨证的基础上加用佩兰，一般用几剂药就能够见到非常显著的效果，严重的可能用的时间要长一些。《内经》里面教给我们方法，既简单也很有效。

在清代林珮琴《类证治裁》里面，他就提到了按照脏腑辨证来用药，他说肝热则口酸，用小柴胡汤加龙胆草治疗。胆热则口苦，用龙胆泻肝汤治疗。心热也口苦，用黄连泻心汤来治疗。脾热则口甜，用泻黄散加佩兰。胃热则口臭，用清胃汤。肺热则口辣，嘴里面有辛辣的感觉，用泻白散、泻肺散，严重的嘴里面出现腥味，用加减泻白散，还是以清肺热为主。肾热则口咸，用滋肾丸（注意《内经》里面讲到肾虚的时候口咸，我在临床上也可以见到肾虚的时候就口咸，这里说的肾热则口咸，看来口咸不只是单纯的肾虚，肾的实证，尤其是肾的虚热证也可以出现，虚寒虚热看来都可以引起口咸）。胸胃热郁则口臭，用加减甘露饮。这就是在《类证治裁》里面有关口味异常的治疗经验，这些经验基本上可以在临床上经得起重复验证。

另外，唐容川《血证论》里面也有一些记载，他说口苦是胆热，这个和前面没有什么差别，口甘是脾热。口苦胆热用什么方子呢？用小柴胡汤加黄连，口甜用甲己化土汤（白术、甘草）加天花粉、茵陈、黄芩、石膏。口酸是湿热，用葛根芩连汤加防己、茵陈、木通、吴茱萸，胃苓汤也能够治疗，或者是六味地黄汤加旋覆花、牛膝、白前。口淡是胃虚，用加减六君子汤。口涩是风热，用通圣散去芒硝、大黄就可以了。口麻是血虚，用圣愈汤（川芎、当归、熟地、人参、黄芪）加薄荷治疗。口臭是食积之火，用平胃散加山楂、神曲、麦芽、黄芩、石膏治之。这是唐容川在《血证论》里面讲得口味异常应该怎么治疗。

清代何梦瑶《医碥》记载，口苦心热用黄连、生地、麦冬、丹皮。胆热则胆汁上溢出现口苦，用柴胡、龙胆草、生甘草、枣仁、茯神、生地。口淡是胃热，用石斛、石膏、竹叶、青黛，湿盛加白术、半夏、茯苓；严重的腹泻后，若口淡者不可以作热治。口甘是脾热，用白芍、栀子、佩兰、天花粉、黄连治之。口咸是肾热，用六味地黄汤加玄参、知母、黄柏。口酸是肝热，用柴胡、黄连、龙胆草、逍遥散、越鞠丸这些药物。口腥是肺热，用桔梗、栀子、黄芩、桑皮、二冬、沙参治疗。这些经验都是非常可靠的，而且古今的经验还是比较一致的，有些是有差异的，可以作为一个互相补充、参照。

第二个就是吸取现代研究成果。利用味觉适应原理及味觉增敏现象来选药，关于味觉适应和味觉增敏，我在诊断那一部分已经讲过了，下面我就说怎么运用。如果是敏感性增强，对各种味道过于敏感，觉得嘴里面苦、甜、咸、辣、淡特别明显的时候，应该用味觉适应的原理。人的味觉有一个特点，吃同样的东西多了，时间久了就适应了，耐受了，反而就感觉不到了。比如说口苦的时候，让他适应这个苦味就不觉得苦了，那用什么药呢？就是黄连、黄芩、黄柏这些苦味药，事实上中国古代治疗这些病，口苦的时候黄连也是必须要用的，这就是味觉适应原理的应用。

如果老觉得嘴里面咸，怎么让它不咸了呢？就让他吃咸味的药或者加上盐，或用盐炮制过的药，这个时候对咸就不敏感了，实际上可以多摄入一些盐。肾上腺皮质功能减退的病人对钠特别敏感，大多数表现为肾虚，那么肾虚的病人对钠敏感就容易感觉到咸，你就让他多吃盐还可以纠正他的低钠血症，所以中医讲咸味入肾。当他感觉到特别咸的时候就让他多吃盐，反而对咸味就适应了，这样就能够治疗口咸了。

其他的也是这样，口酸的患者，你可以让他多喝醋，多用酸味药，可能他就不怕酸了。但是这不是说一定能解决的，因为同样是味觉的异常，除了味蕾的问题以外，如果整个神经的传导都有问题，像脑梗，用这种办法就解决不了。

另外辛味药对神经有阻断的作用，吃上去有局部麻醉的作用，所以辛味药能够行气止痛，实际上它的主要作用是止痛。它把这个疼痛的感觉给麻痹掉了。辛味药用上去以后，患者对各种味道感觉都迟钝，所以说口苦的时候，用苦味药的同时可以加上辛味的药，这样治疗口苦的效果可能更好。口咸的时候用咸味的药再加上辛味的药，这样也会更好，而且咸味药不觉得很咸，苦味药不觉得很苦，为什么呢？因为辛味药可以使各种感觉减退，像舌头涂了麻药一样什么感觉都没有了。我们吃饭的时候，吃的辣椒特别多，还能感觉到酸甜的味道吗？感觉就迟钝了，所以辛味药在各种自我感觉过头的口味异常里面都可以使用，然后再利用味觉适应原理，加上味觉感觉敏感的药，这样疗效就会更好。

还有一部分疾病是敏感性减弱，就是吃甜味药不觉得甜，吃苦的不觉得苦，吃咸的不觉得咸，这种情况除了前面讲得这些以外，还可以利用现在研究的味觉增敏原理来治疗。五味之间有一个增敏的作用，像酸味药用完了对甜的感觉特别敏感。患者老吃糖，吃那么多还觉得甜度不够，怎么样让他觉得甜度够了呢？给他点酸味药，让他吃饭的时候可以用点醋，再吃甜的时候就觉得甜了。吃药也是，给他吃一点酸味药以后，再去让他吃饭，吃什么东西都感觉甜了。这样的话就不至于摄入那么多的糖，避免甜味药摄入过多引起血糖的升高。

除了酸味药以外，苦味药对甜味也能起到增敏的效果。你先吃完苦的，喝水都是甜的，先吃完咸的，喝水也是甜的。对甜味不敏感的患者，为了避免摄入过多的糖，除了甜味药以外都可以使用，这样患者对甜的感觉就更敏感，当然辛味药例外，因为患者本来对甜味药就迟钝，一用上辛味药更迟钝了。

酸味和苦味也有一个增效的作用。就是说，当患者对酸味药不敏感的时候，那怎么来处理呢？什么能增加对醋的敏感性？苦味药！苦味药可以增加对酸味的敏感性，所以中医在临床应用的时候可将酸苦合起来用，吃完了以后他就感觉到苦的更苦，像苦瓜用醋伴就更苦，所以酸味、苦味合起来，中医往往用来催吐，实际上就是用酸味药增加了对苦味的敏感，用苦味药增加了对酸的敏感，这样酸苦合起来的味道是很不好的，容易出现呕吐。当任何一个味觉出现明显减退的时候，我们可以用另外一个来激活它的敏感性。

对咸味减退，吃那么多盐都不觉得咸，那怎么来增加对咸味的敏感呢？最有效的就是淡味药，用上去以后就敏感了。你老喝水，再喝盐水就觉得咸了。

淡味药是广泛的味觉增敏剂，以淡为主的时候吃什么都敏感。相反，辛味药是广泛减低味觉的，用辛味药过多后对哪个感觉都不敏感了，感觉迟钝。

其他药味之间的互相增敏作用还可能需要在临床中逐渐体会认识，可能在不同的人身上会有所差异，所以需要在临床中去总结经验，逐渐完善。

有关味觉异常的治疗，我就谈这么多。

10.针到病除：运动性损伤的速效疗法

运动性损伤疾病比如岔气、腰扭伤，如果用药物治疗效果很慢，针灸治疗这一类病就非常快。一般来讲，急性病针到病除，时间久者针几次就好。

下面我再讲一个经验，就是运动损伤性疾病特效疗法

运动损伤性疾病是一类病，比如说我们在笑得过程中突然出现胸胁部的疼痛，俗话说就是岔气。或者由于姿势不当，出现了腰扭伤，或者出现了肢体的疼痛，像这一类的疾病都属运动损伤性疾病，是运动姿势不恰当引起的。

这类病如果用药物治疗效果很慢，针灸治疗这一类病却非常快，一般来讲急性的疾病，就是刚得这个病的时候针到病除，如果时间久的话也是针几次就好，下面介绍几种常见病变的治疗方法。

岔气以后引起胸胁疼痛，你就针刺阳陵泉、外关，这两个穴位针上去以后捻针，让患者深呼吸，一定是在捻针的同时深呼吸，然后让他找这个疼痛，那么这个疼痛就找不见了，起完针也就好了。治这类疾病一般来讲也就是一两分钟解决问题。

腰扭伤疼痛，可以选择以下任何一个穴位：人中、攒竹、天柱、昆仑，切记不要在疼痛的局部扎针。在这些穴位扎上针以后，一边捻针，一边让患者转动腰部，寻找疼痛的感觉，当他找到疼痛姿势的时候，让他停下来，然后再加大捻针的强度，让他继续活动，疼痛感也就立即消失了，病也就好了。

上肢疼痛选合谷穴，扎上针后一边捻针，一边让他活动，找疼痛的感觉，在他找到疼痛感觉的时候增加捻针的强度，疼痛就立刻消失了。下肢针太冲，针刺太冲以后，让患者活动去找这个疼痛，那么疼痛感也就立即消失了。

对这类运动性损伤疼痛，针刺治疗立竿见影，疗效迅速，而且不容易复发。

这就是介绍给你的特效治疗方法，以后在临床中你可以去验证，这里面最大的窍门就是在捻针的同时让他运动，让他找那个疼痛，如果说你扎上针不动，那么疗效就不好，所以必须是一边捻针，一边找疼痛，操作的手法比选择的穴位更重要。

11. 大便异常：通常不易想到的治疗方法

大便异常包括便秘、泄泻，还包括便秘与泄泻交替，如何进行有效的治疗虽然不是难事，但也并非易事。大便异常的关键如何分析？如何不用泻药治疗便秘、不用涩药治疗泄泻？

下面要讲得就是大便异常的调治。为什么我不单独说便秘、泄泻怎么治？因为这样分的话有一些疾病就无法分类，所以我用大便异常来描述，大便异常包括便秘、泄泻，还包括便秘与泄泻交替出现，所以我用这样一个题目来讲。

大便从中医角度来讲，与之相关的脏腑有很多。脾胃与大便的关系最密切，然后是大肠、小肠以及肾，还有肝的疏泄作用都会影响大便的排泄。那么遇到大便异常病人的时候，应该怎么样来思考呢？

首先要想清楚大便是怎么形成的呢？大便就是饮食消化吸收以后的食物残渣以及肠道分泌排泄的一些废物，所以说在分析大便异常的时候首先要分析病人的饮食情况。如果病人腹泻，吃得特别多，饮食无度，那就要想可能是因为吃得多大便次数才多，假如是饮食习惯造成的，要减少吃得东西，大便次数就少了。若大便减少，几天一次，那也要先看看饮食情况，如果他吃得很少，只通便也没用，饮食吃不了多少，大便次数必然要减少，对这种便秘就要从饮食上解决，尽量的多吃一些。

另外除了饮食的量以外，还要看看吃得什么东西，饮食的质。比如说吃得菜比较多，这人就容易腹泻，如果吃得粮食比较多，就容易便秘，以粮食为主，以菜为辅的话就容易便秘。所以在治疗的时候我们可以改变饮食的结构来调整大便的情况。

再一个就是去分析病人痛苦的症状，如果说病人肚子不舒服，腹胀，那就要分析病位是在脾、胃，还是在肝，要根据腹部具体的情况来分析。

还有要注意到，除了刚才我说得相关脏腑以外，我们还要注意到病人的精神，其实精神对大便的影响还是蛮大的。人高度紧张、恐惧的时候，老想上厕所，不单纯是尿频，大便次数也多，所以说精神状态对二便的影响非常明显。如果有精神问题，那就要调理病人精神，可以用药物治疗，也可以用语言来治疗。

　　便秘也是这样的，当人高度紧张，或者是长途跋涉，没有时间去上厕所，一次一次有便意的机会被错过后，时间一久就成便秘了，所以有些人很忙，忙到连上厕所的时间都没有，这种人时间久了也便秘。

　　从这几个方面来分析便秘形成的原因，具体到治疗我主要集中在这三个方面：一个是食疗，用调整饮食的办法治疗；一个就是药疗，通过调整药物的办法来治疗；再一个就是神疗，就是调节精神来治疗。调节人的精神可以用气功，也可以用按摩的办法来治疗，下面我们就来讲解。

　　首先来看腹泻，腹泻的原因依据刚才讲得大家应该知道怎么来分析了，下面我们重点谈治疗。

　　通过饮食怎么来治疗这类病人呢？首先要改变这类病人的饮食结构，刚才我谈了蔬菜吃多了大便容易稀，如果粮食吃多了，容易干。那么让病人的饮食结构以主食为主，蔬菜为辅，甚至干脆就没有蔬菜，只吃粮食。粮食里面，止泻最好的是高粱，吃多了大便就容易干。还有薏米，中医讲薏米可以渗湿止泻。可以用高粱、薏米煮粥。剩下的一般饮食都可以，小米、小麦、玉米都可以。这是我对食疗的体会。

　　用药物治疗，尤其是对顽固性腹泻用什么方子呢？一个是乌梅丸，乌梅丸是一个寒热补泻并用的方子，一般来讲泄泻有外邪的存在，也有脾胃虚弱的一面，所以说要祛邪，也要健脾。又有寒又有热，寒热错杂，虚实错杂，那么乌梅丸就是最好的选择。乌梅丸这张方子大多数人都能够认可，膈下逐瘀汤这个方子就未必熟悉了，但是疗效确实是很好的。膈下逐瘀汤是王清任的方子，其组成有桃仁、丹皮、赤芍、乌药、延胡索、甘草、当归、川芎、五灵脂、红花、枳壳、香附这么几味药，这个方子是治疗顽固性腹泻非常有效的方子。我在临床上将其用于直肠癌术后顽固性腹泻的治疗，而且起效还比较迅速。所以说这张方子可以作为一个基本的用方。当然如果一个病人的腹泻伴有脓血便，尤其是慢性肠炎、结肠炎的病人，乌梅丸还是一个比较好的方子，在临床上也可以把这两个方子合起来化裁使用，另外还可以在方子里面加上仙鹤草、桔梗这些既能够清热解毒，又能够涩肠止泻的药物。

一般来讲，治疗泄泻我不采用收涩的药，因为收涩的药不是治本的，临床上如果特别严重的可以使用，一般情况下不用，尽量调理就可以了。慢性泄泻，我记得前面讲过气功治疗效果很好，我上大学的时候就有慢性腹泻，那个时候就是练完内养功之后好的，所以在选用气功疗法的时候也要辨证施功，最好的功法就是内养功，如果遇到这样的病人可以让他去找内养功相关的资料，去练就是了。

另外还有外用法，像敷肚脐，用吴茱萸、丁香研粉水调敷肚脐也有一定的作用。

下面我就说便秘，一般来说便秘没有什么不好治的，大黄、芒硝这些泻药一用，玄参、麦冬、生地这么一用，便秘一般都有效。对时间短的可以这么用，对于时间长的你也可以这么用，但是长期的便秘要是用这个来治疗的话，用药的时候管事，停完药比原来还重，从病人的长远效果着想最好不用。所以我在临床上治疗便秘的时候很少使用大黄、芒硝这类的泻药，只有那些需要急用的才用，一般情况下不用。

习惯性便秘，老年人及年轻女性尤其多见，我常用的方子是什么？一是芍药甘草汤。芍药甘草汤是甘肃的一位老中医介绍给我的经验，我发现确实好用，关键在剂量，芍药一般用 20～40 克，甘草用 10～20 克。如果严重的话可以在这个方子的基础上加点阿胶，养血润肠通便，而且芍药本身有理气的作用，所以说以润肠、以补为主，对便秘疗效很好。这个方子有一个特点，用上药以后六小时左右就开始出现排便，腹不痛，大便还不稀，一般吃六七剂就可以停药，停药后大便还不干，这就是它的优点，一般来讲一个月吃上六七剂就能保持大便正常。如果说支持不了这么长时间，那你可以缩短用药的间隔，总而言之这个方子是比较温和、不伤人的一个通便方。甘草通便效果很好，在《本草纲目》里面也有记载的。二是我自己总结出来以养血活血理气为主的方子组方为：当归、白芍、桃仁、红花、枳壳、桔梗。大便干实际上是以血虚肠燥多见，所以说要以当归、白芍养血为主，然后加上桃仁的润肠作用，红花、枳壳、桔梗理气活血，这样大便也能够保持通畅，这里面的窍门在哪儿？就是当归、白芍的剂量，一般都要用到30～60克，桃仁可以用10～15克，其他的都是常用量，这个方子的疗效也是很好的。便秘痊愈停药以后，还能维持较长时间的效果。

习惯性便秘吃什么好？饮食上应该吃什么呢？我摸索了几种比较有效的办法。一个就是饮食结构要转变，以菜为主，以什么蔬菜为主呢？当以木耳、香菇这些菌类的食物为主。另外还有菠菜，菠菜吃完了大便容易变稀，我小的时候就有这样的体验，吃菠菜多大便就稀，容易拉肚子。还有大枣，大枣吃完了大便也偏稀，所以说便秘的病人可以常吃菠菜、大枣、木耳、香菇、蘑菇，以及其他纤维类的蔬菜，比如芹菜、白菜这些蔬菜都可以使用，这样就能够保持大便通畅。

对于精神高度紧张、整天工作比较繁忙的人还要教给他一些办法。因为排便的时候这些人比较着急，越着急越不容易拉出来，这个时候应叫他放松，静下心来，让他用手按摩肚脐，用食指、中指按摩肚脐，然后从肚脐往下沿着腹部正中线轻轻地移动，不要使劲按，使劲按就没有效果了，慢慢地往下移动，一直到耻骨联合这个部位，让他慢慢地摸，微微能感觉到，似觉非觉的状态是最好的，为什么要让他采取这样的措施呢？目的是调节精神，再者，这样的顺序按下来，实际上对肠道内部有一个反射性地调节，肠道就会从上往下出现一种规律地蠕动，这样的话就容易排出大便，自己也不紧张。

刚才我谈到了大黄、芒硝，对于便秘我一般不用它，实在严重的，临时用一用可以，但是一般情况下尽量少用，这样病情才容易得到控制。

还有一种情况，就是大黄。这是一个很好的药，它治疗腹泻和便秘都有效，尤其对急性的，无论是腹泻还是便秘都有效，关键在用法上。如果想用它治疗便秘，大便不通，一般煎煮时间不要超过5分钟，吃完以后大便就下来了，这是通便。如果说是一个急性泄泻，煎煮时间不要低于30分钟，这样的话它就能够止泻，所以使用大黄时一定要注意大黄的煎服方法。

　　下面我再谈一下便秘与腹泻交替。结核病、糖尿病肠病、神经功能紊乱的病人，经常便秘和腹泻交替出现，便秘长达一周甚至更长时间，腹泻时又拉到提不起裤子来，对这种病变我也有自己的经验方，起名理乱复元汤，这个方子由吴茱萸、知母、枳实、白术、石菖蒲组成，如果病人有腹痛、腹胀还可以加木香，这个药物的剂量一般不需要太大，用到6～10克的剂量就可以了，这个方子很小，药很便宜，疗效很好。我在前几年遇过这样一例病人，一个非常典型的腹泻便秘交替的老太太。她已经病了好几个月，用汤药治疗了2个月没有见效，后来又住到西医医院治疗将近20天仍然没有效果，在这种情况下就跑到北京一个大医院做检查，查完了什么问题也没有查到。病人找我看病之前已经花了将近两万元，可是这个问题就是没有解决。我当时看了她的情况，她只要是拉起肚子就停不下来，人连精神都没有了，体力非常差，便秘的时候整个肚子胀得不得了，饭吃不进去。我就给她用上这个方子，7天就明显地见效了，治疗14天彻底好了。这么难治的病就用这五味药就治好了，所以，这个方子是非常值得记住的，我在很多病人身上重复验证，这个方子的疗效是肯定的。

　　这种病人饮食上怎么调理，那得看处于什么阶段，如果是便秘的阶段，按便秘调理，如果是腹泻的阶段，就按腹泻调理。对这种病人来讲，每天进行腹部的按摩也是可以考虑的。一个是按摩肚脐，一个是绕着肚脐顺转36次，倒转36次，当然这个数字不是绝对的。每天做这样的按摩，对于调理胃肠道功能是很有帮助的。

　　好，关于大便异常我就先讲这么多，具体到临床上遇到病人的时候再讲。

12. 前列腺炎：饮食与药物几乎同等重要

前列腺炎治疗起来比较麻烦，容易复发，怎样才能取得比较好的疗效，又能避免复发呢？

下面我讲一下前列腺炎的治疗及饮食禁忌

前列腺炎在临床上是一个非常常见的疾病，急慢性前列腺炎都有，慢性的更多，但是前列腺炎的治疗大多数用清利湿热这些办法治疗，有的效果好，有的效果不好。我在临床上，一边学习一边临证，发现在陈士铎的《辨证录》里面有一个方子很好用，我在临床中使用过，确实疗效不错，现介绍一下。书中谈到淋证时说"人有小便流白浊者，如米泔之汁，如屋漏之水，或痛如刀割，或涩而刺痛，溺溲短少，大便后急"，这些症状描述得就是急性前列腺炎病人，因为尿道流白浊，还感觉到疼痛、刺痛，小便短少（每次尿量少，尿频），大便以后不舒服，这都是前列腺的问题。陈士铎有一个治疗这个病的方子，叫散精汤，方子的组成为：刘寄奴一两，车前子五钱，黄柏五分，白术一两，水煎服。他讲得很神奇，一剂即愈，当然我在临床实践中不是这样的，应该说一剂症状减轻了，以前说不疼了、不流了就算好了，现在是检查化验没事了才算好，要求标准不一样。另外他还有一张方子也是针对这个的，叫桂车汤（车前子一两、肉桂三分、知母一钱，王不留行两钱），水煎服，也是一剂愈。这两个方子合起来分析一下就知道了，车前子是一个必用的药，我经常用的一张方子就是在刘寄奴、车前子、白术、黄柏的基础上，加王不留行，这样合起来以后用于治疗急性前列腺炎疗效非常好。我治疗了很多的病例，疗效确实比其他的方子都好，所以把这个方子介绍给你。

当然在辨证的基础上，再在这个方子上进行加减或者调整剂量，那样的话就更加稳妥。

另外慢性和急性前列腺炎的患者，饮食上应该注意什么？这个非常重要，对于前列腺炎的病人，一定是告诉他不可以喝酒，不要吃辛辣的东西，因为这些都容易引起体内的湿热，使湿热加重，所以说一般情况下一定要告诉患者，让他严格控制饮食。

前一段时间正好有一个肾功能不全的病人，60多岁，男性，这个病人也有前列腺增生肥大，伴随有前列腺的炎症，病人出院的时候蛮好，肾功能也在好转。病人回去以后很高兴，他的朋友们过来看他，他想这么重的病恢复到这种程度很高兴，祝贺祝贺吧，就拿了一瓶葡萄酒。朋友们坐在一起喝，也就喝了一瓶，他自己喝了一杯，是中午喝的，到晚上12点就尿不出来了，赶紧跑到医院插导尿管，这才解决了。所以说酒，哪怕是葡萄酒、啤酒，都不要饮用，饮用以后就使这个病迅速加重。

所以说前列腺炎病人必须强调戒酒和戒食辛辣，这就是我的经验，介绍给你参考。

13. 鼻衄治疗：让实习学生惊讶的奇效

> 鼻衄一般的处理都是用填塞的办法，西医用纱布浸上副肾素局部填塞，这种办法确实可以取得比较快的效果，但是它给人们造成的痛苦很大，能不能不用填塞也能迅速止住鼻衄呢？

下面我讲讲鼻衄（鼻出血）的治疗经验

鼻衄在临床上是一个非常常见的疾病，从小孩到成年人，甚至到老年人，发病率都是比较高的，在不同年龄阶段，它的病因各不相同。但是不管什么原因的鼻出血，在治疗上必须先止住血，然后还要让他以后不再复发，所以在治疗上既要速效又要久效。这样的技术对于这类病人来讲是非常重要的，现在一般的处理都是用填塞的办法，西医用纱布，浸上副肾素局部填塞，这种办法确实可以取得比较快的效果，但是它给人们造成的痛苦很大。因为它堵上去以后鼻子就不通气了，只能张着嘴，取纱布条的时候，如果再出血还得堵上，所以这种靠简单地压迫或者靠药物局部收缩血管的办法，虽然可以取得速效，但是并不长久，是一个保险的办法，但不是最好的办法。

临床上中医处理这类疾病有很多独到之处，一些好的经验不一定每个人都知道，不一定每个人都掌握了，所以我在这儿把我的经验讲给你。

病人来了以后首先要迅速止血，什么办法最快呢？针灸最快！下面我就介绍一下。

在头顶上有一个穴位叫上星穴，古书记载这个穴位是治鼻衄的，据说疗效非常好。我在临床上反复使用，疗效确实非常突出，一般来讲5～10分钟基本上能止住鼻血，所以它的优势很明显。具体讲，就是从上星穴进针，与中轴线保持平行，从前向后，或者从后向前都可以，然后在它的两边，各1.5厘米左右的距离分别扎一针，扎上以后要迅速捻针，捻针的速度要快，可以迅速止血，这也证明古人传下来的这一招确实很灵，经得起验证。

　　记得在 15 年以前，我在急诊工作。本来像这种病一般是到相应的科室处理，那天我正好带着学生实习，这些学生对中医的认识实际上还没有那么深刻，没有感觉到中医有多么好的效果，为了教学示范，我告诉他们针灸治疗鼻衄的效果非常好，就把这个病人留下了。来的病人是女性，鼻出血已经两个多小时了，自己用纸填塞，结果病人把纸一拔出来就流血，前面塞着，血就从口腔里面流出。当时我看过有的杂志介绍用自己的鼻血点到眼角上可以止鼻血，我就试了试，这个办法不灵。我就让学生去拿针，然后给她扎针，扎针以后持续捻转 5 分钟血就止住了，就这么快。这个病人来的时候因出血量大，面色已经有点苍白了。针刺把血止住以后，为了巩固疗效，就给她开了一个中药处方，组方是大黄、生地、玄参、麦冬，让她回去赶紧喝药，结果这个病人喝上药以后第二天再也没有流鼻血，从那儿以后就好了。这个病案实际上就是把速效和久效结合起来，治疗鼻衄一般选用这样的治疗办法，大多数病人可以取得很好的效果。如果说气虚明显，可以在里面加上仙鹤草，它也具有止血的作用，其他的止血药也可以考虑使用，像云南白药都可以使用，这样处理疗效一般来讲都是很好的。

　　看过针刺治疗的一个学生后来跟另一个老师实习时，正好也来了一个鼻衄病人，这个学生就跟老师讲，我看贾老师用针刺止血挺快的，能不能让我用针灸试试？那个老师同意后，这个学生用针灸治疗，十分钟鼻出血就止住了，这个学生就很高兴，因为验证了确实是这样的。

　　鼻出血为什么用大黄，我想多说两句，大黄的作用是清热泻火通便，拿它来治疗鼻出血，大家还不是十分熟悉，这儿有一个故事。就是在我刚工作不久的时候，跟一个老大夫聊天，这个老大夫就讲了一个故事，说天津当时有一个老中医，鼻子出血，好几天都没有止住，而且请了天津的其他名医都给他治疗，也没有治好。有一天他同学来看他，他的同学也是医生，就问他怎么回事，他就把治疗经过讲了一遍，同学说这么简单的病你怎么不找我？他说你有好招？他的同学说有啊，就告诉他用二两大黄，熬上大黄喝，煎的时间为30～40 分钟，煎煮时间太短吃完了还是拉稀，长了可以止血，然后他就照这个办，结果喝完药，血就止住了。这个故事在我脑海中印象非常深，后来在临床上反复使用，确实是这样。还有就是生地、麦冬，也是必选的，这是为什么呢？生地、麦冬在《小品方》里就是治疗鼻出血的一个方子，就两味药，我在临床上也单用过，疗效很好，再加上玄参就更好，作用是凉血止血，对一般的鼻出血疗效都非常好。

关于鼻出血，我就讲这么多，当然这是我的个人经验，病人的情况是千差万别的，我们最好在辨证的基础上结合自己的经验，就能够做到万无一失，如果中西医结合治疗那就更好了。

第五章
临床体悟（方药）

1. 辨证用西药：让中医大夫"如虎添翼"

什么是中药？什么是西药？西药能够辨证应用吗？西药辨证应用有何实际意义？必要性、可行性、优越性有哪些？

下面要讲的题目是如何辨证应用西药

西药基本上都是化学药，其实从中药里面提出来的单体药也应该叫作西药，为什么呢？它是按照西医的药理来研究的，虽然是从中药里面提出来，但是你不能把它叫中药，像麻黄碱，你不能把它叫成中药，大蒜素也不能叫成中药，葛根素也不能叫中药，因为它不是按照中医的理法方药来用的，从严格意义上来讲它们已经不属于中药了。这些药我们可以将其视为西药的化学药物。

对这类药能不能够辨证应用？应该说是完全可以，而且是非常应该的。下面我就简单地讲一讲它的必要性、可行性、优越性以及我个人的一些体会。

临床上使用的这些药物大体上可以分为三大类。一类就是植物药、矿物药、动物药，这些都叫天然药。

第二类药物，就是从天然药物中提取有效部位制成的药物，什么叫有效部位？就是药物成分里面的一组，一个组分，这就是有效部位，像人参皂甙，它不是一个东西，它是一组东西。像葛根黄酮，像注射的中药制剂，大多数都是属于这类。这类药实际上已经摆脱了传统中药的一些理论，完全是按照现代药理研究来用，已经不是严格意义上的中药了，是现代中药。

第三类药，就是从天然药物中提取或人工合成的单一化学成分的药，比如说青蒿素、大蒜素、延胡索乙素、川芎嗪等，这些都属于单体成分，一个化学成分，那么中药提取物或合成的药物以及大多数西药基本上都属于这类药，这类药叫单体药，就是单一化学成分的药。

以中医基本理论为指导，以性味、归经、升降浮沉、有毒无毒等表示药物的性能，用中医学术语表示其功效或主治的植物药、动物药、矿物药、化学合成药，可以称之为中药，就是说在中医理论指导下使用的所有药物都应该称之为中药。

西药就是以西医的基本理论为指导，以药物的酸碱性、溶解度、物质的形态、颜色、味道来描述它的理化特性，以西医的生理、生化、病理术语来表示其功能特征的化学合成药、生物合成药，以及从动植物中提取得单体或者混合成分这类药，也包括以西医术语表达药物功能的这些矿物药、动物药、植物药，这些统统称之为西药。

从这个角度来看，中药西药从具体的实物上来讲没有什么差别，但是从实物的分类上来讲，中药更倾向于天然药，西药更倾向于化学合成药，它们之间最根本的区别就是用什么理论来指导。

从中西药物的构成情况来看，中药是以植物药、动物药和矿物药为主体，化学合成药极少；而西药以化学合成药为主体，植物药、动物药和矿物药占极少部分。现代进行的中药药理研究实际上是以中药知识为线索，以西医理论为指导的中药西药化研究，是开发新西药的一种形式，根本不是开发新中药，因为它全是以西医理论为指导。

西药辨证应用研究是本着洋为中用的思想，以西药的知识为线索，将西药放到中医理论体系里面来考察，使它具备中药基本内容，也就是能够按照中药的性味、归经、有毒无毒、功效主治，按照中医理论来使用它，这就是开发新中药的一种形式。也就是我们可以用中医的理论来表述西药的功效，这样西药也就是那些化学药完全可以当中药来使。

我们先看一看单体药物，是不是因为它是从中药里面提出来的单体，它就不再遵循中医辨证论治的规律了？

传统中医经过数千年临床实践，按照阴阳五行、脏腑经络、四气五味、升降浮沉、归经等中医药的理论概括了各种植物药、矿物药、动物药的药性和功效，并在辨证论治的原则下有效地指导临床。因此不同药性的中药对不同的中医证型的疗效存在明显的差异，这个事实是所有中医工作者都认同的。不是这个证你用这个药就不行，是这个证你就得用这个药，大家都是这么认同的。这个单体药物在不同证型之间它的疗效有没有差别？比如说麻黄碱、青蒿素，不同证型的疟疾，不同证型的哮喘，不同证型之间的疗效有没有差别，这就需要研究了，通过临床观察发现这些单体药物在不同证型之间的疗效确实有差别。

这种辨证方法在中国历史上早就被用过，但是由于种种原因，没有得到很好的继承和发展。阿司匹林是西药，张锡纯那个时代就在用。《医学衷中参西录》里面从中医角度来认识，说阿司匹林性凉能散，是辛凉发散药，善退外感之热，这就是用中医表达的，所以他还创立了一个方子叫阿司匹林石膏汤，两个合起来退烧更好。

《北京市老中医经验汇编》里姚正平大夫，他说可的松这类西药类似阳性药，能滋助肺脾肾的阳气。他按照中医辨证来使用，可见把这种西药按照中医的体系来考察、表达、使用，实际上早就已经有过了。我们在临床上也发现，大蒜素是一个单体的成分，对于不稳定心绞痛的疗效在不同的证型之间差异很大。

我参照 1979 年国际心脏病学会和协会及世界卫生组织临床命名及诊断标准，选择不稳定性心绞痛患者 34 例，并按照中国中西医结合学会心血管分会修订的冠心病中医辨证标准确定中医诊断，然后参照这个标准，将痰浊偏寒、寒凝、气虚、阳虚者列为偏寒证组，将痰浊偏热、瘀血化热、阴虚者列入偏热证组，来比较大蒜素的疗效。用 60 毫克大蒜素加入葡萄糖里面，静脉点滴，每天一次，连续 10 天，观察期间，不用任何中药，西药除口服降压药继续维持原剂量以外，其他西药都不用，部分患者在疗程中如果有心绞痛发作，临时含用硝酸甘油。通过观察发现大蒜素偏寒证这一组的不稳定心绞痛的有效率为100%，而偏热证这一组的有效率仅 45%，远远低于偏寒证的有效率。而且发现大蒜素能改善寒证不稳定心绞痛患者的血液流变，但是偏热证组就出现相反的变化趋势，这说明大蒜素仍然具备大蒜的温热药性，所以说大蒜素是一个温阳活血的药。

临床使用时我们发现热证、阴虚证的不稳定心绞痛用大蒜素以后，全部没有效果，这说明单体也具有寒热温凉的属性，也应该辨证应用。

有关单体药物疗效证型之间的差别，当然主要是指西药，其他人也做过一些研究。有人观察过利血平，作为西药的化学药，对肝阳上亢、肝阳夹湿、肝肾阴虚、阴虚阳亢这些热性证候的疗效好，对脾肾阳虚、脾胃虚寒、风痰阻络等寒性证候的疗效就非常差，这里面的差距就太大了。对肝阳上亢型，无论是舒张压高还是收缩压高，治疗以后都能够显著下降，而对于脾肾阳虚型、痰浊较盛型，血压都不怎么变化。所以说西药的疗效也是跟证型有关系的，只要经过了系统地观察就可以辨证使用。

另外还有人报道过寿比山，如果不按中医分型，那么它的总有效率为56.72%，若按照中医分型，就会发现一个明显的差别，阴虚阳亢组的有效率才26.67%，痰湿壅盛组的有效率就提高到了81.08%，说明寿比山对痰湿壅盛的高血压治疗效果好，对于阴虚阳亢的效果就不好。临床上如果来一个病人，我们要给他选降压药的时候，痰湿壅盛者，肯定要选寿比山，要是阴虚阳亢呢，就选择利血平，这样病人的首诊有效率肯定会提高，不至于试一遍不行再换药。所以从中医的角度，辨证使用西药确实是可以提高临床疗效，减少治疗的盲目性。

还有人研究过，头孢类的抗生素头孢拉定，对热证感染性疾病有效率是98.7%，对寒证感染性疾病有效率仅23.8%。你看同样是感染，一个是热证，一个是寒证，它的有效率就可以差这么多。

这方面研究虽然不多，但是说明一个问题，就是单体药物在同一种疾病的不同证型之间，疗效存在明显的差异，也证明了辨证施治思想的科学性，而且提示我们西药完全可以辨证应用，这是一个中西医结合思路。

下面再谈一谈西药辨证应用研究的目的和意义。它的目的和意义我们主要从以下七个方面来解读。

第一，提高了临床疗效。药物临床的疗效与适应证的选择是高度相关的，比如来了一个高血压患者，必须分析出什么患者属于什么证型的高血压，等于是给医生用药增加了一个限制，那么辨证应用的西药将不再会广泛运用于某一种疾病，而是应用于某种疾病的最佳中医证型，这样的话对于病人的疗效肯定就比不分证型的疗效提高了，所以说第一个就是它能提高临床疗效。

第二，避免了西药的副作用。因为西药的副作用中有相当一部分被认为是由于个体差异导致的，有的人用完了出现过敏，有的人用完了症状加重。但是西医对个体差异的规律往往把握不全，具体是什么差异呢？讲不出来了。中医则从另一角度概括出了个体差异的规律性。例如，西医在使用抗生素的时候，不考虑患者是热证还是寒证，但是中医临床的时候是必须要考虑的，是不能够忽视的。事实证明，寒证感染使用头孢拉定不但疗效不好，而且增加了二重感染的可能性，对热证疗效很好，还不会出现二重感染。医生在治疗的时候一看是热证，便用头孢拉定，寒证不要用，这样就避免了药物的不良反应。所以说辨证用药可以避免西药的副作用。

另外像阿托品，用后患者会出现面红目赤、口干、心率加快、腹胀、便秘、视物昏花、烦躁，严重的时候还可以出现神昏谵语、发热。这个药用完以后，它的这些副作用很像中医的阳明腑实证，所以说从中医的角度来看阿托品是大热药，甚至是比附子还要热的药。临床观察发现，阿托品对于辨证属阳明腑实热证的急性胰腺炎疗效很差，而对于寒凝腹痛的疗效就很好。这就是医生可以按照它的寒热属性来选择相应的病人，这样的话既避免了不良反应，也提高了疗效。

所以，在中西医两套理论指导下使用西药的时候，可以减少或避免不良反应，提高西药使用的准确率，降低使用的盲目性，避免它的副作用。

第三，方便了中医临床使用。从我国中医医疗的现状来看，各级中医医院西药使用率，应该说还是比较高的。分析原因，一方面是患者认为西药使用比中药简便；另一个方面就是现代培养出来的中医师自信心不够，只看到了西药的卓越疗效，所以说他愿意使用西药，这就导致了中医院用中药反而少。西药辨证应用就可以满足上面的要求，既满足了患者的要求，也满足了医生的要求，同时也满足了中医的要求，这样就继承了中西医的精华。临床中形式上是用西药，但是实际上是按中医理论在用，很方便，不是说非得用汤药不行，这不是很好么？

第四，促进了中西药的有机结合。目前中西医结合临床总体上来讲，是中西药混合双打，是在中医和西医两套理论独立指导下使用的，对中药、西药之间的相互作用考虑得很少，根本谈不上中西药物的有机结合。所以说西药辨证应用以后，药物的使用既符合西医理论，又符合中医理论，从某种程度上来讲，辨证应用的西药本身就是中西医的有机结合。由于辨证应用的西药具有中药的属性，所以又可按照中医药的理论和原有中药进行配伍，这样就实现了中西药物的有机配合。

比如说刚才谈到的头孢拉定是一个寒凉的药，假如一个阳虚的病人有肺热的表现，在这种情况下，我们用不用头孢拉定呢？我们还可以用，他有阳虚的表现，我们可以配上中药的温热药、补阳药，这样一合起来既清了肺热还不增加二重感染，这个配合就非常的完美。因为西药对病原微生物的杀伤力是很强的，这是它的优势，治疗阳虚的病人又容易导致其二重感染，那么中西药有机的结合，两个方面的问题都得到解决，所以说是非常好的办法，是真正地促进了中西药的有机结合。

第五，扩大了常用中药的品种。中药常用的品种从中药学上讲有300多种，真正常用的也就100多种，要开发一种新的动植物药，需要一个漫长的临床过程，中药学中的每一个药都是已经用了几千年证明了它的疗效。如果我们以临床中常用西药为基础进行新的中药开发的话，可避免很多的盲目性，不需要做那么多的实验了，因为在临床上已经用了那么久了。这样就大大地缩短了新中药的开发历程，你看看，一个观察总结就完了。目前常用中药也就三四百种，常用西药品种也是几百种，如果我们把常用的西药全部能够辨证应用的话，那中药品种等于是翻了一番，这样中医在临床上选择余地就大多了，我想选择用化学药就用化学药，我想选择草药就用草药，但都是按照中医的理论来选，这样实际上就是扩大了中药的品种，而这样就不是以草药、天然药为主了，连化学药都成为中药的一个主要品种了。

另外，辨证应用西药还有一个好处就是它能拓展西药的功效。这个听起来好像离奇，但是实际上是这样的，有人做过这方面的研究。当西药辨证应用以后，你可以按照中医的理论来扩大它的使用范围，就能够发现西药新的功效。比如说中医临床发现降糖药D860，按照中医的认识，它有清热滋阴的功效，把D860用于没有糖尿病的阴虚慢性支气管炎的病人，或者是用于阴虚的精液液化延迟的不育症患者，结果不但没有出现低血糖，而且治疗效果还不错。从中西医角度看的话，你很难想象用一个降糖药去治疗精液不液化的不育症，对不对？你根本联系不起来，但是按照中医理论归纳它是清热滋阴药的时候，那么它就很容易用于其他阴虚内热的疾病了，这样用后发现确实有治疗作用，最起码将西药辨证应用进行这样的一个研究以后，为发现西药新的功效提供了一个线索。

再有一个就是可以节约医药的开支，减少药物的浪费。现在由于医患双方的多种原因，临床上往往是中西药物混合使用，这样造成使用药物的品种增加了，医药的浪费也很严重。如果西药也能辨证应用，临床可根据患者的具体情况，精选药物，减少使用药物的数量，这样可达到节约医药开支、减少药物浪费的目的。

综上所述，有必要提倡搞中医的人一起做这项工作，这个不需要太多的条件，基层医生都可以干，大家一起做这个事情几年下来就可以把西药中药化，或者辨证应用西药这块就能够做得很好。这个不需要多么高深的仪器设备，只需要认真的观察记录，然后进行分析就可以了。

下面我谈一下西药辨证应用的研究方法及怎么来做这项工作

当有了这个指导思想的时候，其实大家就想去做了，但是具体怎么做，心里边得有个谱，不是说随便一用就可以，还是要用科学的研究方法，具体怎么来做呢，我从以下几个方面谈一谈：

第一，临床研究是西药辨证应用的基本方法。也就是说，要做这个研究只在临床上就够了，不需要在实验室里做，因为中药是在漫长的临床过程中形成和完善的，始终是以临床为基础的。那么西药的辨证应用也可按照这一模式来进行。

具体研究时就是对病人采用中西医双重诊断的办法，详细记录临床资料，首先按照西医理论使用西药，然后再按照中医理论来总结疗效与证型的相关性，最后确定它的中药性能。使用这一方法时，可以在大宗病案回顾性研究的基础上，采用前瞻性研究。首先以临床研究为基础，离开临床去搞辨证应用研究基本上是不可行的。

再一个，就是规范中医辨证是西药辨证应用的前提。中医临床辨证的证型非常多，若辨证太细，不利于西药的辨证应用研究，所以说应该从基本证着手，规范中医的诊断。基本证是指寒证、热证、虚证、实证、表证、里证；各脏腑寒证、热证、虚证、实证；气虚证、气滞证、血瘀证、血虚证、津伤证、痰饮证等，把它简化了，不要弄得太复杂，太复杂了反而不好总结了，具体的临床表现就按照诊断学的教材就可以了。

再一个需要强调的是，西医学研究已经进入循证医学研究的阶段，循证医学思想应该是西药辨证应用的基本指导思想。采用随机双盲多中心大样本的研究，可以避免临床医生研究中的主观倾向对研究结果的影响，这样才能够得出一个可信的研究结论，这样进行西药辨证应用研究，得到的结果可重复性就会很好。要开展这项工作就需要组织全国性的西药辨证应用学术协作团体来实现这一目标。根据统一的标准，同时组织各级医院临床医生来开展这项工作，这样就可以准确高效的得出一些可靠的结论，所以在研究的时候不是观察几个病人就要得出一个结论，因为那样得出结论的可靠性和重复性就比较差。

那么再看一看西药辨证研究可行不可行？我们可以做一个分析

在中国内地进行西药辨证应用研究的可行性非常好，主要表现在以下几个方面：

第一，是政策优势。中国内地，中医可以用西药，在日本、台湾、新加坡中医师是不能用西药的，所以要搞西药辨证研究，大陆的政策是非常好的，我们有政策优势，这是第一个。

第二，安全性好。因为西药辨证应用工作首先是在西医理论指导下，对患者不增加额外的毒副作用，不存在医生拿患者做实验这样的嫌疑，不违背伦理的原则，所以对医患双方都是安全的。

第三，投资小。现在做一个研究都需要投入大量的资金，西药辨证应用研究只需要医生在临床上进行中西医双重诊断，然后把资料积累下来，按照中医理论做分析，没有增加一点额外的检查，也不需要任何特殊的设施，整个研究的投入就是精力，所以说投资很小。

第四，周期短。由于受过正规院校培养的中医医生均可以参加进来，再加上我们国家人口多，病源又丰富，所以就可以在较短的时间内完成常用西药的辨证应用研究，所以说这个研究周期很短。

有这么多的优势，那你说是不是应该把这项工作做起来，如果把这件事情做完了，我们做一个汇总，编一本西药辨证应用的书，那这本书的价值就太高了，可以说是对中医开创性的工作，对西医来讲也是这样，对整个世界医学都是一个贡献。

这是我个人总体上的考虑，在临床实践中我已经开始而且一直在这么做，从十多年前我就开始了。举个例子，比如说甲氰咪胍，它是治疗胃溃疡、十二指肠溃疡的一个药，我后来看到有关甲氰咪胍的材料，在 20 世纪 80 年代、90 年代《新医学》杂志上报道过，甲氰咪胍治疗带状疱疹效果非常好，后来又有一个报导说治疗水痘非常好，你看都是皮肤起水泡，从中医来讲这都属于湿热湿毒。后来我就对甲氰咪胍有了一个认识，甲氰咪胍是一个苦味的燥湿解毒药，甲氰咪胍确实很苦。后来我就把这个药用到其他的中医辨证属于湿热的皮炎、皮肤渗出上，用上甲氰咪胍很快就干了，疗效很好。

在临床上从中医的角度来认识，然后再按照中医的辨证用于治疗其他的病，马上就能发现这个药物新的功效，所以这是一件非常有意义的工作，当然对于其他的很多药物，包括降压药，治疗心绞痛的药，我都按照辨证应用。在门诊治病的时候，已经不是那么盲目完全按照西医的理论诊断，而是中西医结合使用，所以病人的首诊有效率也高了。辨证应用西药就聊这么多。

2. 以"五苓散"为例敢对教科书说不！

在讲祛湿剂、利水剂的时候，五苓散是一个代表方，在历代的方剂学中，一般都把五苓散当成一个利水方对待，几乎没有什么异议。但是纵观五苓散的记载，我不敢苟同。

《伤寒杂病论》有五苓散的记载，第 71 条："太阳病，发汗后，大汗出，胃中干，烦躁不得眠，欲得饮水者，少少与饮之，令胃气和则愈。若脉浮，小便不利，微热消渴者，五苓散主之。"这是在《伤寒杂病论》中五苓散出现的第一条。这里面讲发汗后大汗出，胃中干，烦躁不得眠，欲得饮水，这种病人怎么办呢？少量地喝点水就好了。如果说病人表现为脉浮，小便量少，低热，口渴多饮，这种情况下用什么办法呢？用五苓散。从这个角度看，这里面为什么要利尿呢？汗出、发汗，没有多余的水，为什么要利水呢？

五苓散里面有猪苓、泽泻、白术、茯苓、桂枝，"上五味，捣为散，以白饮和服方寸匕，日三服。多饮暖水，汗出愈，如法将息"。注意最后几个字，多饮暖水，汗出愈，如果说要利水的话，为什么还要多饮暖水？利水还要喝水吗？不需要！而且条文中说了一个汗出愈，这样治疗以后，汗出就好了，这一点需要关注，利尿能达到这样的效果吗？

再一个是 72 条，"发汗已，脉浮数，烦渴者，五苓散主之"。用发汗的办法发汗了，津液丢失了，脉浮数，还渴得特别厉害，你看这里面有多余的水让你去利吗？没有！能当成利水剂对待吗？也不能！

再看下一个，73 条，"伤寒，汗出而渴者，五苓散主之；不渴者，茯苓甘草汤主之"。说汗出口渴用五苓散，根本没有提小便利和不利，它的原则就是汗出，还有口渴，就可以用五苓散。汗出津液丢失、口渴是津伤的表现，需要利水吗？不需要！

再看 74 条，"中风发热，六七日不解而烦，有表里证，渴欲饮水，水入则吐者，名曰水逆，五苓散主之"。"水逆"这个词容易引起误解，好像体内的水饮过多，水饮上逆。水饮停留在胃肠，就容易理解成里面有水饮。口渴想喝水，但是水入则吐，就把这个叫水逆。水逆的原因是胃里面有水，才能够往外吐。这里面有水，需要利小便治疗吗？这里面有水，口渴说明什么问题？说明水液不能够进入到血液里面，不能够上承于口，所以才出现口渴。在这种情况下，使水液上承于口就能够止住，可以用五苓散，在这里也没有体现出这是一个利水的方子。

再看 141 条说"病（结胸）在阳，应以汗解之，反以冷水潠之，若灌之，其热被劫不得去，弥更益烦，肉上栗起，意欲饮水，反不渴者，服文蛤散；若不差者，与五苓散"。这是什么意思？就是结胸病，在治疗的时候想喝水，但是又不渴，就给他文蛤散，如果用完还不好，就给五苓散，意思是如果有口渴就可以用五苓散治疗。

第 156 条，"本以下之，故心下痞，与泻心汤；痞不解，其人渴而口燥，烦，小便不利，五苓散主之"。症状为口渴、口干、心烦、小便不利，这时候用五苓散。好，就这一个小便不利的症状，大家很容易想到这是利小便的方子，可是口渴、口干呢？是津液不足的表现，为什么要利小便呢？实际上小便不利也是津液不足的一个表现，那五苓散还是一个利水的方吗？

第 244 条，"太阳病，寸缓关浮尺弱，其人发热汗出，复恶寒，不呕，但心下痞者，此以医下之也。如其不下者，病人不恶寒而渴，此转属阳明也。小便数者，大便必硬，不更衣十日无所苦也。渴欲饮水，少少与之，但以法救之；渴者，宜五苓散"。这里面就出现了大便干，小便数，不更衣，十日无所苦，这说明什么情况？尿得次数多，大便干，如果想让他喝水怎么办呢？让他喝，也可以用五苓散，这又说明一个问题，这里他是小便数，这显然不能用五苓散再去利水吧？证明它不是一个利水方。

再看第 385 条，"霍乱，头痛发热，身疼痛，热多欲饮水者，五苓散主之；寒多不用水者，理中丸主之"。它说得是头痛、发热、身痛、想喝水，这种情况下就用五苓散治疗。大家知道，霍乱是一个剧烈吐泻的疾病，大量津液丢失，还能再用五苓散利水吗？不对，那是要他命的，对不对？所以从这个角度看五苓散也不是一个利水药。

在《金匮要略》第32篇，第11条，说"假令瘦人脐下有悸，吐涎沫而癫眩，此水也，五苓散主之"。水停脐下，水停心下，吐涎沫，这个吐涎沫实际上就是痰饮停聚在胃肠，才有这种表现。在这种情况下，水液在胃肠，在心下，这种情况也导致体内的津液不能够进入到血脉里面，不能够上承到全身各处。

第13篇，第4条讲"脉浮，小便不利，微热消渴者，宜利小便发汗，五苓散主之"。这是引起大家对五苓散误解的一条。脉浮，说明脉道还比较宽阔，小便不利、微热、消渴，说明津液也伤了，在这种情况下，使用五苓散并且要求多饮暖水，小便自利，并不是说去利水。再一个"汗出则愈"，是用上五苓散后疾病好转的标志。这不是说它是一个利水方，只是说让小便保持通畅罢了。保持通畅的原因就是用上五苓散，多饮暖水，这是一个具体的用法。

再看第13篇第5条，说"渴欲饮水，水入则吐者，名曰水逆，五苓散主之"。这个在《伤寒论》里面也有。

综合以上的条文，可发现以下的特点，五苓散的基本适应症，包括渴欲饮水与小便不利同时出现。或然症是可见可不见的，或者是呕吐、腹泻、身痛、发热、口燥、烦、心下痞、脉浮、发热、呕吐涎沫、癫痫，这些症状都是可见可不见的。必见的就可以引起小便不利。基本不可见的症状是什么呢？是水肿！我们没有看到哪一个条文里面说到病人水肿了，用五苓散，可是方剂里面，把水肿当成了一个适应症。再看它的服用方法，是多饮暖水。病愈的指征就是汗出愈，就是汗出就好了。我们分析以上这五个特点，显而易见，湿邪侵犯脾胃导致脾失健运，胃失和降，胃气上逆，或者是通降过度，那么就表现为呕吐泄泻，因此而导致津液不足，出现了口渴，小便量少，就是小便不利，服用五苓散以后，多饮暖水目的是为了补充丢失的津液，津足才能上承于口，解除口渴；才能够化成尿液，去除小便不利；才能够化成汗液，而见汗出则愈。所以说五苓散的功效应该概括为化湿邪，健脾胃，生津液，这才是五苓散的功效。

《金匮要略》第 12 篇 31 条，"消瘦、呕吐涎沫、癫眩"。它的病机也应该是脾胃虚弱、胃失和降、清阳不升、清窍失养，所以说用五苓散治疗它，也是可以的，你没有看到明显的水液丢失，但是确实有脾胃功能的失常，所以用五苓散也是可以治好的。

至于后世用五苓散治疗水肿能够获效，主要是因为五苓散本身的健脾作用，它通过脾的运化水湿，不但能够使肠胃的湿邪得到化解，也能够使肌腠水湿得到化解，停留在肌肉里面的水也能够得到化解，因为脾是运化水湿的。所以说切不可因为能够治疗水肿，就将五苓散完全作为利水剂或利尿剂对待，五苓散的药效是化湿邪、健脾胃、生津液，它不是利水剂，这是大家要明确的。

3. 中医界从未提及的"药物超感官属性"之临床应用

什么是药物的超感官属性？这些属性的临床意义实际上非常重大，但是在整个中医里面基本上没有涉及。

下面我讲一个问题，在整个中医里面基本上没有涉及，但是又是一个非常重要的问题，这个题目我就叫"药物超感官属性"之临床应用。

为什么叫药物的超感官属性，它的意思是什么呢？我们知道中药有五味五臭的属性，五味是通过口来感受的，五臭是通过鼻子来感受的，但是有些气体我们根本就闻不到它有什么味，感觉不到这个气体的存在，有些食物或药物我们根本尝不到有什么味道。我们看到的药物颜色也是这样，有的药物是无色的，有的药物具有多种颜色，例如，青赤黄白黑，跟五行能对上，有的是对不上的，所以这些超感官的药物属性对于临床用药有什么指导价值，这是不容忽视的一个问题。

这些药物的超感官属性我们往往认为没有什么作用，但是实际上作用超过感官所能感知的这些药物属性，甚至说作用更强大。虽然这方面没有系统的研究资料，但是我已经感觉到它非常重要。为什么这么来讲？现在我就举几个例子。

先说一说生理上的，听觉能听到的是可听到的声音，超声和次声是根本听不到的，但是超声和次声对人的作用是很明显的，生活在一个超声的环境和一个次声的环境中，虽然它不能够对人的心理上产生什么作用，但是这些却会产生一定的生理作用，所以有超声的治疗——超声碎石，说明这些东西作用很强大。还有眼睛在感受光的时候，只能看到可见光，不可见光（红外、紫外、X光）对人的生理影响也是很大的，甚至是致命的，所以说我们不能够忽视物质的超感官属性。

再来谈一下五臭，超出嗅觉所能感受的属性的物质有什么作用呢？像空气，空气有什么味道？什么味道也没有，但是人绝对离不开空气，所以说空气是一个大补的药。氧气，你离开它行吗？不行！氮气，你离开它行吗？也不行。所以说这些没有味道的气体对人体非常重要。把这类物质作为药物的话，可以说它是作用最强大的药，所以病重的时候吸上氧，它可以救命，这就是"无臭胜有臭"。还有一氧化碳，有没有味道？没有味道。二氧化碳有没有味道，也没有味道，但是二氧化碳能让你麻醉，一氧化碳能让你昏迷死亡，所以这些感觉不到的物质的气味属性，其实对人的生理病理影响更大，所以我们不容忽视。

再来说味觉，超出味觉所能感受的范畴实际上就是无味，无味药物的作用，那简直是太强大了。水就是一个无味的东西，水是药物中最基本的药，人如果没水还能活吗？人在危重的时候给他输点液、给他喝点水就可以救活了，这个时候还没有用药，就能够让他得到很大程度地缓解。再来看看中药里面淡而无味的药，茯苓淡而无味，是一个使用频率很高的药，疗效很好，对很多病都有治疗作用，茯苓看上去淡而无味，好像可有可无，其实不对！它的作用是很强大的。我记得在《医学衷中参西录》里面有一个病案，张锡纯去看这个病人的时候，病很重，不好治，结果他走了以后，一个邻居说他们家有补药，让患者用用看看，实际上这个人家里面种了很多茯苓，就拿茯苓给这个病人煮着喝，结果第 2 天病人明显地好了，张锡纯再来看的时候问这是怎么好的？病人说服邻居给的补药后好的。张锡纯一看原来是茯苓。这么一味茯苓就能救命，所以说淡而无味、淡如水的药作用很强大。

再来看看体内的无味成分，作用有多大。像胰岛素，胰岛素是没有任何味道的一个成分，你要是放到嘴里面品尝是没味的，但是胰岛素的作用太强大了，你用多了会出现低血糖、休克，有死亡的危险。没有它就要得糖尿病，你看看无味的这些药物作用是多么强大。所以应该在这方面下点工夫，不要小瞧无味无臭的超感官药物的属性。这一讲我主要是想起一个抛砖引玉的作用，提醒一下大家，并不是说我有多少成功的经验来介绍给大家，而是说有一些线索能帮助大家认识到这些超感官属性的巨大药理作用。

贾海忠　中医体悟·父子亲传实录

4. 近十年被人逐渐淡忘的"中药双向调节"有何重大意义？

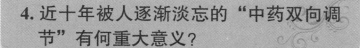

中药双向调节现象被提出来已经快30年了，曾经引起人们极大的关注，近十多年又逐渐被人们遗忘，这其中的原因是什么？双向调节是怎么产生的？双向调节现象是否隐藏着重要的规律，我们还没有搞明白？

下面我再讲一个问题，中药双向调节现象有什么理论意义

首先来讲一下什么叫中药的双向调节作用，中药双向调节作用这个词是近三十多年来中医药研究出现的一个新术语，它是指某一个中药既可以使机体从亢进的状态向正常状态转化，也可以使机体从机能低下的状态向正常状态转化，也就是让它趋于正常，最终使机体达到平衡状态。这就是双向调节。

比如说人参，既能够使中枢抑制兴奋起来，也能使中枢兴奋得到抑制，能够调节中枢神经系统的兴奋和抑制的平衡，它能够使人对抗寒冷的应激，也能够使人对抗高温的应激，表现出一个很好的抗应激作用，人参能够帮助我们适应两个极端的环境变化。这就是双向调节现象。

双向调节是怎么产生的？有人做了很多的思考，我认为主要是以下几个方面：

第一个就是药物本身多种化学成分产生的药理多效性。也就是药物本身就有多种化学成分，不同的化学成分有相反的药理作用，所以就可以表现出双向作用。

西药发挥作用往往是靠一种成分，而每一种中药都是一个小的复方，同一种药物它可能具有不同的或者相反的两种作用，同一种药物可能含有药理作用一致的多个成分，也可能含有一定数量的药理作用相互对立的化学成分，也就

178

是说里面既有苦味药，也有甜味药，在化学成分上就是相互对立的。

那么中药发挥作用是多种化学成分共同作用的结果，这些成分含量的多少，以及作用于机体的受体和酶的不同，都会使中药表现出它的多效性来。例如大黄里面含有番泻甙 A，它是大黄泻下作用最强的有效成分，可是它还含有鞣质，鞣质具有收敛止泻的作用，同一个大黄里面就含有效果相反的两种成分，一个是泻下，一个是止泻。

例如附子中的去甲乌药碱，在麻醉和不麻醉前每分钟静脉点滴 1～4μg/kg 之后就能够使动脉和全身血管的阻力降低，产生降压的作用。但是附子中提取的氯化甲基多巴胺却有升压的作用。同样是一个附子，里面既有升压的成分，又有降压的成分，也就是说药物本身的多种化学成分产生的药理多效性是药物双向性调节现象产生的机理之一，这是一个方面。

再一个就是相互拮抗成分的药理起效的剂量阈值和最大药效剂量值是不同的。两个具有相反作用的成分起效的剂量不一样，达到最大药效的剂量也不一样。这种情况就可能出现双相调节的现象。就单一成分而言，当剂量达到一定数值的时候就开始有效了，随着剂量增加，药理作用逐渐增强，当药物达到一定水平后，也就是说获得最大药效的剂量以后，即使增加剂量药效也不再提高了，就像人的耐力一样，总是有极限的，药理上也是这样。

如果含有药理作用一致的各种成分，它们的药理效应都一样，药理作用应该随着剂量的增加而增加。假如说它们的成分都是一致的，它的作用都是一致的，那么随着剂量的增加疗效就应该增加。如果药理作用相反的两种或者多种成分，其总的药理作用的强弱就与这两种成分组合时各自剂量的比值和各自随剂量而增加的药效有关系了，总而言之，取决于这两种药物的成分，及取效的范围。在一定剂量范围内，可能随着剂量的增加，彼此的作用就相互抵消了，但是也可能随着剂量的增加，某一个药理作用是逐渐增强的，还可能随着剂量的增加，某一方的作用是减弱的，随着剂量增加到一定的程度就不再增强了，甚至就减弱了。所以中药含有多个药理作用相似或者相对立的成分的时候，那么它们总体的药效应就复杂得多了，不像西药一个单体那么简单了。

所以在中药里面经常出现小剂量、大剂量的时候药理作用就不一样，有时

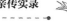

会出现截然不同的效果。比如说三七皂甙，对于血凝素诱导外周单核细胞产生白介素2，在低浓度的时候使它产生得多，到高浓度的时候反而抑制它的产生，所以同一个成分，使它产生一个双向的作用，仅仅取决于它的剂量。

使用小剂量的人参皂甙时中枢是兴奋的，大剂量时就是抑制的。黄芪也是，小剂量的时候会使血压升高，大剂量的时候反而血压降低。像这样的双向调节作用可以称为剂量依赖性双向调节作用，主要是因为里面有相互拮抗的药物成分，就是这个相互拮抗成分药理取效的剂量值和最大药效的剂量值不同，才产生了这种剂量依赖性的双向调节作用。

第三个方面，就是机体在不同的机能状态下，对各种药物成分反应的差异性，就是机体的状态不同，那么对同样的成分反应不一样，这也是药物产生双向作用的一个机理。药物的作用是以人的机能状态为基础的，人的机能状态不同，药物的作用也不同，当作用相反的两种成分同时作用于人体的时候，机体的反应在一定程度上取决于当时的机能状态。比如说益母草对受孕的子宫呈抑制作用，但是对产后的子宫却能起到兴奋作用，这就是子宫所处的状态不一样，作用不同。

黄芪在人体免疫机能低下的时候，它可以使免疫功能提高，可是在人体免疫功能偏高的时候，又能够使它降低。人参能够抗寒冷应激，也可以抗高温应激，在不同的状态下它都能够起作用，这类非剂量依赖性的双向调节作用可称之为中药适应原样作用，就是中药能让它恢复到应该恢复到的那一种状态的作用。

由上可知，中药含有的拮抗成分是产生双向调节作用的物质基础，机体机能状态是中药双向调节作用的重要条件。

下面我再讲一下双向调节的理论意义，这是需要关注的，是要思考的。你不能说反正药有双向调节作用就随便用吧，这不行。这种现象的理论意义表现在什么方面呢？

第一，它反映了中药理论认识问题的深刻程度。之所以中药有双向调节作用，说明了中医理论认识的深刻性。你看双向调节现象只是在现代药理研究和临床中才会遇到的一种现象，这种现象都是停留在表象层面上、单指标的一种认识，中医在概括中药药理作用的时候，从来没有说哪个药品既能补气，又能伤气，既能养阴，又能伤阴，中医从来没有这么讲过，这表明中医对中医药作用的概括不是停留在表象层面上，而是通过综合分析以后，从更深刻的层面上进行的概括，所以说这是中医药理论认识问题深刻的一个表现。

第二，它可以作为确定中药补益作用的依据。只要它有双向调节作用，我们可以说这个药具有补益的作用，这个是非常有价值的。如果说中药具有双向调节作用，说明这个中药在适当的剂量范围内就是一个补益药。你看以前研究的人参、黄芪、附子都有双向调节作用，这些都是补药。就连我们说的大黄它也有双向调节作用，它在适当的剂量范围内也是有一定的补益作用，这个补益作用在《神农本草经》里面就有记载，它说大黄能够"安和五脏"，安和五脏就是使整个身体表现出和谐的一个状态，它不是补药是什么？所以说连大黄这类药都可以当补药用，小剂量的大黄是有补益作用的，所以在《金匮要略》中的大黄䗪虫丸，说它是缓中补虚。

如果这么来说的话，可能大家不太容易认可，只要有双向调节就可以当补药使？我们再打个比方，当一个小树遇到东风的时候，它就非常容易向西歪，当遇到西风的时候，它又非常容易向东倒，那么如果我们给小树足够的营养，使这个小树长成大树，树干很粗壮，这个时候风无论从哪边刮过来，都能立得很直。同样的道理，当机体的某些方面处于虚弱不足的状态的时候，任何性质相反的不良刺激都可能导致相应的疾病，这时候只要给予相应的补益治疗，就能够治愈在表面上看似相反的疾病。比如说脾虚便秘，脾虚泄泻，像这种表面上看来相反的疾病，实际上是都是脾虚，这时用白术健脾既可以治疗便秘，也可以治疗泄泻。白术是一个真正的健脾药，在任何情况下都表现出健脾作用，所以白术是一个补药。补益的药才能够使它中正不受其他因素的影响。

基于以上的认识，我们还有可能发现某些药物具有补益的作用。比如说益母草，在妊娠的时候可以抑制子宫的收缩，产后又能促进子宫的收缩，子宫隶属于冲任，那么我们可以根据这些药理作用，认为益母草具有补益冲任的作用，那就是益母草不仅仅是一个活血药，它还有补益的作用，这样就更容易理解为什么叫益母草，因为它对女性冲任有补益的作用，这样我们也可以把益母草当补药来对待。

这就是我要谈得中药双向调节的理论意义，能给我们什么样的启发。好，这个问题就谈到这儿。

5. 针对中药毒性的"小心"与"放胆"

很多人说中药无毒副作用，没有毒副作用还是药吗？又有很多人说中药毒副作用很大，因此反对中医中药，大有置之于死地而后快的决心。到底如何来看待这些争论？这一问题的症结在哪里？

下面我讲一下如何看待和利用中药的毒性

一般来讲中药的毒性指得是什么呢？就是中药对机体伤害的性能，就是用得中药容易对机体造成伤害，这就是中药的毒性。中药中毒的症状，就是中药毒性作用于人体以后的临床表现。西医传入中国以后，随着西药的应用，毒副作用越来越明显，大家感觉到西药毒副作用很大，所以说在人们心目中普遍也认为中药无毒，很多中医的人也这么宣传，说中药无毒，实际上这是一种错误的认识。

近年来，又有人纷纷拿出中药中毒的这些事件来恶意攻击中医，他们是为了攻击中医而拿出中药中毒的这些事件。那么到底怎样来看待中药的毒性问题？

中药到底有没有毒呢？中医承不承认中药有毒呢？实际上中医历来都是承认中药是有毒性的，在《本草正》里面记载说"药以治病，因毒为能，所谓毒者，是以气味之有偏也。盖气味之正者，谷食之属是也，所以养人之正气。气味之偏者，药饵之属是也，所以去人之邪气"。这句话的意思是什么呢？就是药物之所以能治病是因为它有毒，毒是什么呢？毒就是药物的气味有所偏，气味正的是什么？气味正的是我们吃得东西，谷物之类，它是用来养人正气的。气味偏的就是药，它是用来祛人邪气的，这已经表明中药之所以能够治疗疾病是因为它们有毒性，就是在用它们的毒性治病。

为什么频频出现中药中毒的事件？以前吃中药觉得那么安全，用它的毒性也没有发现中毒的问题？现在又频频报道中药中毒的这些事件，分析原因，除了药品品种的混乱，就是把药搞错了，错误的使用了一些代用品，比如说龙胆泻肝丸里面本来用得是川木通，结果新中国成立以后龙胆泻肝丸里面改成了关木通。另外还有错误的调剂方药，抓药的时候抓错了，这种原因的中毒应该说是人为的错误导致的，但这种错误是可以避免的，除了这些以外，中药中毒的原因还有哪些方面呢？

第一个就是方药不对症，就是你所选用的方药与病人的证候根本就不对，用错了，这是中药中毒出现的主要原因。因为中医治病历来强调得是辨证论治，如果你违背了中医辨证论治的原则，不分寒热虚实表里阴阳，纯粹按照西医的理论及药理研究结果来使用中药的话，很容易出现不良反应。比如说日本滥用小柴胡汤治疗肝炎，导致了肝损伤；比利时滥用含中药防己的药物减肥，导致了肾功能衰竭。这些都不是按照中医辨证论治用的，出现中毒现象是预料之中的，它根本就不符合中医的原则，在这种情况下，小柴胡汤也好，减肥的这些药也好，防己也好，只能叫草药，不能叫中药，因为他没有按照中医的理论去用。不按照辨证论治原则，弃医存药，那就只能导致这样的结果，所以说因此出现中毒归咎于中药是非常不正确的，出现所谓的中药中毒的第一个原因，就是方不对症。

第二个就是药物过量。具体如何用药物的毒性来治疗疾病，是要掌握分寸的。《黄帝内经·五常政大论》记载："大毒治病，十去其六；常毒治病，十去其七；小毒治病，十去其八；无毒治病，十去其九；谷肉果菜，食养尽之。无使过之，伤其正也。"你看最后这句话讲得非常对，就是说你用得量千万别用过头了，过了就伤正了，这个在两千多年以前《内经》已经清清楚楚地告诉我们，你要掌握到什么程度，大毒治病十去其六就行了，不要再用了，无毒治病就用谷肉果菜食物来调理，随着毒性越大，越不要矫枉过正。毒性越小呢，你倒可以多用。这一段告诉我们在组方治病的时候，是在利用药物的毒性，而且根据药物毒性的大小，决定好转到什么程度停药，直至用食物调理。如果按照这个原则运用中药的话，一般不会出现中药中毒。如果超剂量的用药，过量使用剧毒的中药，长期使用某些毒性较小的中药，必然会出现药物中毒的反应。

比如说含有朱砂的朱砂安神丸，本来只是短期用的药物，如果你不遵循中病即止的原则而长期使用，时间久了就会出现汞中毒，毒性就出来了，这就是一个量的问题，单剂剂量和整个疗程剂量，任何过量都会出现中药中毒。这是第二个原因。

第三个方面的原因就是药物炮制，煎药方式不当很容易出现中药中毒。比如说乌头，如果经过湿热法炮制，那么乌头次碱和乌头原碱的含量就会显著降低，毒性也就降低，湿热炮制就是蒸煮的意思，如果炮制不得法那就会出现乌头中毒，如果附子、商陆这些药煎煮时间短，在临床上就容易出现中毒的反应。还有广豆根，如果煎煮得时间长，反倒容易出现中毒。所以说在药物的炮制和煎服法方面，我们应该细致地去研究，医生没有告诉患者如何煎药，或者炮制的方法就不当，就容易出现中药中毒。这就需要临床医生在这方面有一定的知识，要告诉病人，尤其是对一些有毒性的药，要强化记忆。

那么如何避免出现中药中毒的不良反应呢？根据以上的原因我们首先在应用中药的时候必须按照辨证论治的原则来用中药，而且应该做到中病即止，方随证转，或者药随证转，这是我们必须要做到的。其次必须掌握各种毒性药物的使用剂量，包括单次应用剂量和积累剂量，也就是整个疗程的剂量。由于毒性产生与否，与药物的剂量密切相关，所以可以采用大毒小剂量的方法，那就安全了。最后就是所用的中药必须严格的依法炮制，依法煎煮。

如果能按照上面三个原则来使用中药的话，就可以避免中药的毒性，避免中毒反应的发生，确保用药安全有效。所以说中药的毒性我们应该这样来看待，中药中毒事件是怎么发生的，我们心里面应该明白，不能因为别人批评我们，就以为中药确实都有毒，中药确实不好，让我们都没有自信了，我们搞清楚了怎么回事，我们的信心就依然存在，依然能够把中医发扬光大。

6.耐药性：中医是如何躲避这一"暗礁"的?

随着病原微生物对抗生素耐药现象的出现，人们不得不加快研制新的抗生素药物的步伐，但是仍然没有从根本上解决耐药这个问题，而应用数千年的中药，难道就不面临这样的问题吗？实际上同样面临这个问题。那为什么中药里面没有出现耐药问题呢？中医又是如何解决这个难题的?

下面我想讲中药是如何避免耐药性问题的

我们都知道中药用了几千年还是这些药，可是西药的抗生素用几年就不能用了，基本就耐药了，这是值得深思的。

随着病原微生物对抗生素耐药现象的出现，人们就不得不加快研制新的抗生素药物的步伐，但是仍然没有从根本上解决耐药这个问题，而应用数千年的中药，难道它就不面临这样的问题吗？实际上从来都面临同样的问题的。那为什么在中药里面没有出现耐药的问题呢？中医又是如何解决这个难题的？这是非常值得深思的一个问题。

一般情况下，任何生物都具有克服不利环境、延缓自己生命的这种能力，只有这样才能使相应的物种延续下来。所以说病原微生物产生耐药性的能力是天生就存在的，中医和西医都面临着这样一个问题。

但是无论哪一种西药其抗病原微生物的强度，在体外远远强于任何一种中药，这是从中西药的作用强度比较上来讲，但是使用一段时间之后，病原微生物便迅速产生了耐药，所以抗生素是西药里面更新最快，研制速度最快，投入最多的一个领域。但是沿用了数千年的中药，对病原微生物所致疾病的应用变化却不大，该用黄连还用黄连，该用黄芩还用黄芩，该用双花还用双花，该用连翘还用连翘，这是为什么？根据我自己的思考，我认为主要有以下三个方面的原因：

第一，针对病因的药物联合应用是避免病原微生物产生耐药的方法之一。你看几乎任何生物对单一的不良反应都容易很快适应，如果说单一使用某种抗病原微生物的药物，细菌和病毒也就很快适应了，那也就是说这种病原微生物对你所用的这种药物就很快产生耐药了。如果同时使用数种药物作用于病原微生物繁殖的不同环节，病原微生物在还没有对任何一种药物产生适应能力之前就已经被消灭掉了，那么就不容易产生耐药性。

西药之所以容易产生耐药性，就是因为他们在找到了敏感药后，就只选这一种去治疗，这样是最容易产生耐药的，所以用不了多久就耐药了。西医也发现了这个问题，所以有时候也提倡联合用药，西医治疗艾滋病用的鸡尾酒疗法，实际上也是一个例证，把能够作用于艾滋病病毒的这些药物合在一起来用，就比单用效果好。中医治疗各种外感性疾病，很少单用一种中药，往往采用复方治疗，数种药物同时使用。例如清热解毒的黄芩、黄连、黄柏就往往联合使用，所以说使用数千年疗效不减，也没有产生耐药的问题，但是提取出来的黄连素在使用的过程中，很快就产生耐药。所以说针对病因的药物联合应用，就不容易产生耐药性。

第二，祛邪与扶正并举是避免病原微生物产生耐药的方法之二。现代研究证明，体外消灭一种病原微生物所需要的药物浓度，是体内消灭这种病原微生物所需浓度的数倍，这就表明了机体存在很强地消灭侵入体内病原微生物的天然能力，如果能够发挥和加强这种能力，就能在短时间内消灭病原微生物，不给病原微生物产生适应的时间，从而有效地避免病原微生物耐药性的产生。

中医在整体观念和辨证论治思想的指导下，始终重视正气的变化，在辨证的前提下，分别采取了补气、补阳、补阴、养血、理气、活血等方法，把内在的环境恢复到正常状态，是扶正祛邪并举的，能使疾病在最短的时间内治好，不给外邪产生适应的时间，所以说中药数千年应用却不见耐药的问题。

在中医外科里面，就有非常明显的例子，疮痈迁延不愈，单纯清热解毒是不行的，应加黄芪、当归，补气养血并用迅速就好转了，也就是说补气养血加清热解毒好得非常快，所以说中医扶正祛邪并举正好可以避免病原微生物产生耐药，从而促进疾病的痊愈。

第三，足够的药量是避免病原微生物产生耐药的原因之三。当药量不足的时候就好比杯水车薪。用一杯水救火，不但无济于救火，还会使火烧得更旺。当你用得药量不足的时候，不但不能消灭外邪，反而给病原微生物创造了一个接触药物和适应药物的条件，容易对这个药产生耐药现象，所以说药量足够，在外邪还没有产生适应能力之前就将其迅速消灭，就不会出现耐药的问题了。这是目前西医治疗这种疾病的时候经常使用的手段。中医在使用祛邪药的时候不但联合用药，量也比较大，所以不容易产生耐药的问题。

通过上面我讲得这些，我们就知道了，中医是在辨证的前提下，联合、足量使用不同特点的针对同一外邪的多种中药，来避免病原微生物产生耐药，这就是中药用了几千年品种不变，细菌还不容易产生耐药的原理。这是我自己的思考，也许还有其他方面的原因，有待于进一步思考。

7. 从"诸花皆升，旋覆独降"看如何"批判式继承"

在中药里面经常有这么一句话，叫"诸花皆升，旋覆独降"，这到底符合不符合客观规律？是不是一个普遍的真理呢？

在中药学里面经常有这么一句话，叫"诸花皆升旋覆独降"，这个到底符合不符合客观规律？是不是一个普遍的真理？这是我下面要谈的。

学习中药的时候，尤其学到旋覆花的时候，经常看到"诸花皆升，旋覆花独降"，表面上一看这句话概括得太好了，把药物的作用一下子就点明了，好像很利于去理解，为什么有这样一个说法呢？这就是因为花总是开在植物的顶端，所以药性都是升的，但是旋覆花是与众不同的，它是降的，这种说法很容易被接受。

但是，经过仔细思考分析以后，就会发现这句话根本不符合中药的规律。中药的升降浮沉药性是怎么确定的呢？前面也讲过，它不是根据药物植物的形态，而是根据药物作用于人体以后出现的反应而确定的。

再回顾一下，看看中药里面讲得这些花类药物，它们是不是具有诸花皆升的升浮性能。可以这么说大部分不具备，大部分没有升浮的性能。比如说清热解毒的金银花是一个升浮的药吗？不是！清肝明目的密蒙花是清降作用。泻水逐饮的芫花也是降的，还有降逆止呃的丁香（丁香是花）它还是降的，下气润肺的款冬花也是降的，止咳平喘的洋金花还是沉降的。还有平抑肝阳的槐花，这些都是沉降功能的药物，不是升的性能。具有活血作用的红花、月季花、凌霄花，这些花没有升的作用，也没有升浮的性能。即使是具有升浮性能，能够疏散风热的菊花，本身还有清肝明目的沉降性能。所以单纯具有升浮性能的花类中药几乎找不到，那么诸花皆升的结论，你怎么相信它是对的？所以中药中根本不存在"诸花皆升，唯旋覆独降"这样的规律。

从这句话里面我们应该得到什么样的启发，也就是说古人对有关药物作用规律的描述，我们必须综合大量的药物作用来判断其正确与否，只有在分析归纳以后，才能对前人所说的话做出一个比较可靠的判断，对前人所归纳的规律通过实践加以检验，你就知道如何来取舍这些理论，所有不正确的理论都应该抛弃掉，不要再去重复，去贻误后人。

从"诸花皆升，旋覆独降"这个伪规律引出来这个结论，那么怎么样对待前人总结出来的一些教条，以一个什么样的态度？我们既不去直接赞同，也不要坚决反对，而是看看事实是什么样子的，再决定怎么来取舍。

8. "人参上火出血"：看如何变中药之 "弊" 为 "利"？

经常讲吃人参上火，人参上火的原理是什么？
有没有积极的意义呢？

我下面要谈的是与中药的毒副反应有关的，就是怎么看待人参这个药。人们经常讲吃人参上火，那么，人参上火有没有积极的意义？我们就来讨论这个问题。

记得在几十年前，我在某一个报纸上看了一篇报道，说有一个年轻的干部，听说人参是大补药，他就把别人送给他的二两人参一次熬好喝下了，喝下以后吐血而亡，二两就要了他的命。这篇报道的目的是提醒大家不要乱进补药，提醒大家人参使用也必须对证，否则就会产生严重的后果，要让大家按照中医的原则来，不要乱服。

任何药物其实还有很多我们尚不知晓的功能，或者已经知晓但把它的作用当作不良反应。人参使用以后导致上火出血就是一个例子，我们只是把它当成一个不良反应来对待。其实任何药物只有按照一定的目的去使用的时候，其他与治疗目的无关的作用才能称之为不良反应。如果我们使用人参治疗血瘀，就是凝血机能亢进的气虚患者，它的抗凝作用就会发挥积极的影响。当然要控制好用量，起到抗凝作用就可以了。此时人参导致上火出血的作用就不是不良反应了，变成了一个益气活血的药。从这个角度来讲，人参具有很好地补气活血作用，它不仅仅补气还能够活血，如果遇到气虚血瘀的危重病人，你不用选用太多的药，一味人参就够了，所以治疗危重病人有独参汤，尤其在危重病人出现 DIC 状态的时候，西药处理起来比较麻烦，可是中药一个人参就可以解决，人参能抗凝，可以补气活血，这样对症处理病就治好了。所以说中医还有一句说法，叫"甚者独行"，就是病情严重的话要用一个药单独的去治疗，但是说实在的，也只有人参、大黄这些作用强大的药有这个作用，并不是任何一味药都能够胜任的。

所以说人参上火导致出血实际上是人参活血作用的一个体现，而不是什么不良反应，用得不对证，就成不良反应了。

9. 中药归经：中医探索之路该怎样走？

归经研究存在哪些严重的逻辑错误？如何避免这些错误？至今没有能够确立一个公认的、完善的、能够有效指导归经实验研究的原则和科研方法，有没有切实可行的指导原则和研究方法呢？

下面我讲得这个题目涉及中药实验研究。因为中药实验研究里面，像中药药理、中药性味这些研究都比较多，而且这种研究大多数人没有什么分歧，但是对于中药的归经研究，研究的人相对比较少，根据已经研究的这些资料我发现存在的问题很严重，根本不能够反映中医的归经理论，所以这一讲的题目就是如何进行中药归经实验研究。

中药的归经理论是中药理论的重要组成部分，近年来对它进行的理论探讨，促进了归经学说的系统化、规范化，同时为归经的实验研究提供了理论指导，但是至今没有能够确立一个公认的、完善的、能够有效指导归经实验研究的原则和科研方法，我现在要谈得主要是怎么样来确定这个原则？用什么样的方法？

我们先来回顾一下中医归经的概念是什么

在长期的临床实践中，中医是怎么发现归经的呢？它就是在疾病的状态下用上某一个药，然后看这个药物对某些脏腑经络产生什么样的选择性影响，因此就提出了一个归经的概念。因为这个药吃进去以后不是每一个脏腑都起反应的，把对这味药有反应的脏腑经络称之为其所归经的脏腑经络。

这个归就是指归属的意思，经就是指脏腑经络，也不是单纯的经络，实际上包括脏腑。中药归经就是中药选择性的归属于机体疾病状态下的某些脏腑经络的属性，注意这里是疾病状态下。像有些药没病的时候吃它根本没有作用，当有病的时候吃上它就有明显的作用，可推理出这个药归什么经。

中药的归经是在临床实践中总结的，是人在疾病状态下总结出来的。所以归经的研究必须强调疾病状态下。

那么归经实验研究存在哪些问题呢？这是我要谈得第二个方面。在归经实验研究中，我从三个方面来谈谈存在的问题。

第一，在研究思路中存在的问题。以往的归经实验研究，它的思路主要有两种。一种就是根据中药的有效成分在体内脏器组织中分布的多少来说明中药的归经。这个很容易理解，在这个脏腑中存在的多，说明它归属于这个脏腑，好像没什么问题。这种思路常用的技术就是同位素示踪、放射自显影、分析微量元素的原子吸收光谱技术，这是用来看脏器组织里面某个有效成分的多少。另外一种思路就是根据药理效应，这个有点接近于中医的思路。它根据药理效应来说明中药的归经，它的主要方法就是选定某些特异的药理观察指标，然后观察不同归经的中药对这个指标的影响，用结果来判断它的归经，这个与中医临床很相似，中医就是这么来概括的。

第一种思路，从药物的归属来着眼，它存在的问题就是忽略了中药归经是从药效观察总结出来的，它仅仅是根据脏腑中有效成分存在的多少，但是中药的归经绝对不是按照哪个药在哪儿存在多少来定的，它是根据药效来定的。所以第一种思路存在的问题比较大，但是第一种思路也正好反映了中医认为中药既然归属于这个经，应该在这个经上、在这个脏腑组织里面有足够的量，也符合这个思路。如果按照这种思路来讲的话，口服后药物经过人体的吸收，首先聚集在肝脏，你不能说所有的药物都归肝经吧，所以说第一种思路，忽略了药效的问题。

第二种思路，是从药效着眼，它不能够确定药物对药理指标是直接影响还是间接影响？也就是说它直接作用于某一个脏腑经络还是间接作用于某一个脏腑经络？如果是间接作用的话，那你就不能说这个药的归经是某脏某腑某个经络，中医最常说的一句话"五脏六腑皆令人咳，非独肺也"，那你不能说这个药能止咳嗽就归肺经吧，它也可能有安神的作用所以不咳了，也可能是舒肝后不咳了，那你不能就根据药物有止咳效果就说这个药归哪个经。所以这两种方法都存在缺陷，都不能够作为中医研究归经的指导思想。

第二个方面，目前的实验方法存在的问题。

用同位素示踪、放射自显影技术，这些是追踪有效成分的，它把中药的有效成分用同位素标记，然后通过分析同位素的分布情况来说明这个药分布在什么地方。这种方法存在的问题是什么呢？它只显示被标记的有效成分在体内不被分解情况下的分布，如果你标记了一个碳原子，化学成分里面有这个，但是进去以后就被分解掉了，而分解掉了才起作用，那就是说被分解后它的标记部分已经不是这个成分了。你不能把碳原子的分布当成是这个药的分布，显然这个测量技术就有问题。这个作为归经研究技术是不可以的。

还有一种实验方法就是环核苷酸的测定，用药以后各个脏器里面 CAMP 和 CGMP 的水平变化，把这个作为归经研究的指标，发现药物的归经与脏器中 CAMP、CGMP 的变化有显著的相关性。虽然是以核苷酸水平作为指标研究归经有它的客观性，可以根据这些生化指标测量，但是只适用于通过 CAMP 和 CGMP 起作用的药物，如果这个药物的作用根本没有通过这个环节，那用这个方法研究归经就有限了。再者中药是多成分的，它的作用往往是多环节多部位的，所以用这个来做指标观察的话，它得到的结果可能与传统的认识就有差距了。所以这不是确切无疑的可以得出结论的方法。

现有归经实验研究中，我做了一个分析，发现主要有以下九个问题，这些研究中不同程度地忽略了这九个问题中的几个：

第一，忽略了药物归经是从疾病对药物治疗反应中总结出来的这一事实。药物的归经就是根据疾病状态下各个脏腑、经络对药物的反应来确定的，可是实验所选的动物全部是健康动物，没有一个是选用的病态动物模型来进行归经研究的，那么这个就不符合临床事实，不符合中医讲得归经。也就是说没有造动物病态的模型。

现代研究已经证明，健康与疾病状态下同一个脏器组织对同一药物的反应性差异是很大的。比如说不能够透过血脑屏障的青霉素，在脑炎的时候它就轻而易举的过去了。如果用健康动物来做实验的话，怎么能证明古人讲得归经是对的还是错？因为你用得动物就不合适。中医临床上也发现，比如健康人服用五苓散根本不产生利尿作用，但是水肿的人服用就有明显的利尿作用，五苓散能够调节水液代谢，这就不一样了。用健康动物证明没有效果，也不能说没有这个作用。

第二，忽略了有效成分归经和单味中药归经之间的差异。同位素标记观察得只是一个有效成分，很多归经研究都是采用的这种办法，由于中药归经是所有药物成分综合作用的结果，所以说以有效成分进行归经研究，这个结论不能代表单味中药，只是单味中药里面的某一个成分，这样它犯了一个以偏概全的逻辑错误。像有的研究把栀子甙的分布认为是栀子的归经，栀子里面还有很多成分，不是栀子甙一种成分，这就是第二个问题。

第三，忽略了西医学解剖器官与中医脏腑的差异。中医的脏腑和西医的脏器之间是有差异、有交叉的。现代研究的文献没有一个不是从现代的解剖器官着手，这样得出的结论与中医的归经理论肯定存在比较大的出入，所以说在归经实验研究的时候，务必要注意两者之间存在的联系和差异，这样得出的结论才有参考价值。

第四，忽略了动物器官和人体器官的差异。由于实验研究只能采用动物实验的方法，所以说在动物的选择上要尽量选用与人体解剖、生理、病理比较接近的动物，比如说鼠、狗、猴，这些动物的器官与人的器官比较接近。而与人体器官相差比较多的，像青蛙、兔子这些就尽量要避免，把动物与人的器官差异程度要降到最低，这样得出的结论才能更接近于临床总结的药物归经。像蛙和人差的太多了，不能说这个药对蛙心有强心的作用，就说它归心经。它归蛙的心经，归不归人的心经还不知道，所以说有些实验忽略了动物器官和人器官的差异。

第五，忽略了药物所在部位的浓度与效应关系的不同性。这是什么意思呢？就是很多药物进入人体以后，可明显地聚集在肝脏、肾脏及脂肪组织，但是不一定产生相应的药理作用，它不是聚集在肝就影响到肝功能，聚集在肾就影响到肾功能，或者聚集在脂肪就影响到脂肪的功能，那不一定，因为这些地方都属于它储藏的地方，储藏在库里的东西是不发挥作用的，所以说有的文献不管药效如何，把口服吸收良好的药物统统归脾、胃、肝、大小肠经，从粪便排出的就说归胆、大肠、小肠经，从尿排出的就说归肾、膀胱、三焦经，这个说法就太不对了，是不是？所有药物最后都从尿排出，那不能说所有药物都归肾吧，不吸收的药物都从大便排泄，你也不能说都归大肠吧。这种以药物浓度的高低分布作为观察指标显然是忽略了归经是从药效总结出来的这个事实。这是归经研究中容易忽略的一个问题。

第六，忽略了效应部位与归经的不一致性。临床上严重脾胃虚弱可产生全身多脏腑功能的异常，比如说心慌、眩晕，但是你使用健脾药以后，各个脏腑功能相继地好转，那你不能说归脾胃经的药也归其他脏腑。就是说它产生了一定的效应，但是并不一定就是归那个部位，归那个经。

第七，忽略了药物剂量与归经的关系。药物归经是从药物疗效观察总结出来的，而且药效和药量是密切相关的，所以药量大小与归经存在着必然的联系。比如说小剂量的时候，它只作用于敏感的器官，发现归经的范围就比较小，如果是大剂量那就会产生比较广泛的药理效应，这时候的归经范围也就大了，所以在研究归经的时候，忽略了药量与归经的关系。

第八，忽略了给药途径与归经的关系。有些药物，比如硫酸镁，口服可以止泻，但是静脉注射却表现出镇静安神的作用，那你说前者归大肠经，后者就归心经吗？现在很多同位素标记有效成分大部分都是静脉给药，静脉给药得出的结论与口服给药得出的归经结论，可以有很大差异，所以说如果靠静脉给药研究归经的话，古人发现的这种归经有的得到了印证，有的就得不到印证。

第九，重视了药物归经的证实，忽视了药物归经的创新。也就是说现在的研究，都是证明古人说得哪个药归哪个经是对的，但是忽略了这个药是否还有其他的归经。所以说以前的文献都是为了证明中药归经的存在，阐述归经的部位，对不符合传统记载的结果不敢给予肯定或者否定，更不敢对新发现的归经予以肯定。

以上这九个方面就是在归经实验研究中存在的问题。

存在这么多问题，用什么样的办法才能肯定这个药物的归经呢？这就需要我们有一个清晰的思路，从以上这些论述可以知道，目前归经实验研究中存在的主要问题是没有一个总的指导原则。这个指导原则的确立必须符合中药归经的内涵。因此我就提出了指导归经研究的原则,一个是"病态-给药途径-药量-分布-效应"五统一原则,也就是说我们在做归经研究的时候,要考虑到疾病状态、给药途径、给药剂量、分布部位,还有相应的效应,这样的归经研究,得出的结论才是可靠的。其中如果要再简化,就是"病态-分布部位-效应"三统一的原则。如果五统一原则你做不到,最起码也得遵循三统一原则,就是疾病状态的模型加上有效成分的分布,再加上相应的药理效应,如果这些一致了,这个归经的结论就是基本可靠的。这是一个总的指导原则,对不同的药研究起来又不一样,有的药是单味中药,有的是中药单体,就是中药里面的一个成分,我们分别针对这两种情况提出了以下两种能够确认其归经的设计方案。

第一个就是单味中药归经实验研究方案。那就是"病态模型动物离体与在体相结合药效观察法",就是首先要造一个病态的动物模型,然后做离体和在体的实验,这样才能得出可靠的归经结论,这个方法首先是选用最接近人体结构、生理、病理的动物,然后造出相应的病态模型,分别观察药物对离体器官和在体器官的相应作用,如果两者的结果是一样的,那么就可以得出该药归某脏腑。而且这种方法不需要明确化学成分的情况下也能使用。

大家都知道,离体条件下器官所处的环境避免了其他器官的功能变化对它的间接影响,它是药物直接作用的结果,而由于归经不是从离体实验中总结出来的,所以它不一定符合从整体观察出来的归经结论,还必须结合在体实验,在体实验与归经理论产生的过程最相似,然而在体实验结果既可能是药物的直接作用也可能是间接作用。如果说在体实验的结果与离体实验的结果一致,就说明无论哪种情况这个药一定是作用于这个器官的,而且产生了应该产生的效应,这样确定的归经就没问题。所以说一定要离体实验和在体实验结合在一起,这样的研究结果才可靠。

第二个就是单体成分药物,尤其是西药,要做归经研究的话,归经实验方案应该是什么呢?就是"病态模型动物在体药效加上药物分布法",这个方法首先是选择与人很接近的动物,然后选出相应的病态模型,在观察药效的同时再用现代技术,包括同位素示踪、放射自显影,如果在这个器官有比较高的浓度分布，又有相应的药物作用，那它们很一致了，就可以确定这个药归属于这个脏腑，这个方法就符合病态药物分布和效应相统一的原则。由于药物测定多采取的是某一成分，这个方法不适用成分不明的药物或者多成分的药物的研究，也就是说这个研究方案只适用于单成分的归经研究。

以上是两种基本实验设计，在这个基础上再把药量、给药途径考虑进来，就可以得出结论了，就是说在什么途径下，在什么剂量下，某一个药它的归经情况是什么样的，这样讲得就更明确了，不至于糊里糊涂，以为输液也是归这个经，口服也是归这个经。剂量、途径、再加上实验得出的归经结论基本上是板上钉钉，最大限度避免了目前归经研究中忽略掉的很多问题，使归经研究的结论确实可靠，不但能够证实古人对药物归经的认识成果，还能补充前人没有认识到的归经，丰富中药的认识。所以说我提出的这个原则和这两套设计方案，应该说是非常严密的，可供归经实验研究来借鉴。好，这个就讲这么多。

10. 理气活血是攻克疑难重症的"催化剂"

> 中华人民共和国成立以来在活血化瘀研究方面取得的成就是比较大的，而且化瘀药的应用也可以说是太广泛了，几乎是没有哪一种病不可以用活血药的，也几乎没有哪一个病用上没有效的，这就让我产生一个困惑，出现了一个"无病不血瘀，无病不活血"这样一个状况……

下面我再讲一个问题，就是理气活血药

理气活血药的作用在中医临床上应该怎么看待，给它什么样的地位，我想简单地谈一下这个问题。

在中医辨证里面，实际上除了辨脏腑功能失调，一般也要辨气机的升降、血液的虚实瘀滞，如果辨证很明确的时候也会重用理气药或者活血药，但是我主要想说的就是气滞血瘀症状不明显的情况下，可不可以用理气活血药？

按照中医辨证论治原则，有是证用是药，有气滞就用理气药，没有气滞就不用理气药，有瘀血就用活血药，没有瘀血就不用活血药。但是现在临床上很多医家介绍，也发现好多疾病在辨证的基础上，加那么一点理气活血的药，动静结合疗效更好。如果气虚了，单纯补气不如在补气药里加一些理气药效果好。或者血虚，加一点养血活血的药，或者加点理气的药，它的疗效就会更好。

这里面的道理是什么？作用是什么？根据历代医家的经验，结合近几十年来，有关活血化瘀的研究，取得的成就是比较大的，而且化瘀药的应用也可以说是太广泛了，几乎是没有哪一种病不可以用活血药的，也几乎没有哪一个病用上没有效的，这就让我产生了一个困惑，就出现了一个无病不血瘀，无病不活血的状态，这样一个状态肯定也不对。但是在某种程度上来讲确实能提高疗效。单用活血理气药治不了病，那么怎么定位活血化瘀药的作用，我思考很久，把理气活血药和其他药配合起来能够使疗效提高的这种现象认为是活血理气药的增效作用，也就是说它对各种治疗都有一定增效作用。打个比方，拿整个社会来讲，某个地方生产某一种东西，另一个地方需要这个东西，要想把这个东西运到另一个地方去，中间需要道路，需要商人，如果说道路是通畅的，商人不活跃，那么整个交换就不能够实现，这就相当于气滞。如果说有商人，产地和需要地之间道路不通，那有商人也没有用，就相当于血瘀了，那么商人也发挥不了作用，所以血瘀的同时也会气滞，就是这样一种情况。那么理气活血药它的作用就相当于把道路弄通畅了，让商人活跃起来，这样的话生产地的东西可以运送到所需要地，整个社会就稳定下来了。人也是这样，有补气的，补后天之本，比如补脾胃，通过补脾胃可以补肺补心补肾，但是如果气血不通，补益效果就不好，所以说在治疗各种虚证的时候，在补脾胃的基础上，加点理气的药和活血的药，可以使整体上处于一个比较流畅的状态，疾病就容易好了，活血化瘀是增效的，它依赖于其他药物发挥作用，单纯使用是不会发生作用的。假如说产地没东西，需要地需要，这时候道路再通畅和商人再活跃也没有用，因为没货。所以说理气活血药主要是起一个增效的作用，没有它的协助，机体自身通过"物物交换"也能够实现，但是速度太慢，效率太低，如果一有它，谁都不用动地方，效率就提高了，所以活血化瘀药，我把它定位在增效这个层面上。好，这个就说这么多。

11. 打通中药"五味"与"五臭"的神秘通道

《黄帝内经·素问·六节藏象论》说:"天食人以五气,地食人以五味。五气入鼻,藏于心肺,上使五色修明,音声能彰。五味入口,藏于肠胃。味有所藏,以养五气;气和而生,津液相成,神乃自生。"这段文字讲出了什么道理?

下面我要讲得是中药五味五臭的内在联系是什么?嗅就是通过鼻子感觉到的药物特性。这个五臭,或者叫五嗅,古代中医称五气,《内经》里面指"臊、焦、香、腥、腐"这五气。现在一谈到中药的药性,几乎都是谈四性(寒、热、温、凉),或者叫五性(寒、热、温、凉、平),然后就是五味(酸、苦、甘、辛、咸,有的加上淡),还有归经、有毒无毒、升降浮沉,很少谈到中药的五嗅,五嗅与脏腑的相关性及五嗅的治疗作用,现在的中药教材里面谈得都很少。

五味是通过品尝就能够知道的药物属性,五气是通过嗅觉就可以知道的药物属性,但在古代中医药书籍里面,多将药物的寒热温凉四性误称为四气,一直延续至今,在谈药物性味的时候一直在谈药物的"四气五味",实际上这一说法是错误的,应该叫"四性五味"。对于这个错误现象,在古代中医药书中其实已经提到过,《证类本草》里面做过纠正,说"药有酸、咸、甘、苦、辛五味,寒、热、温、凉四气。今详之:凡称气者,即是香臭之气;其寒、热、温、凉,则是药之性……如蒜、阿魏、鲍鱼、汗袜,则其气臭(chòu);鸡、鱼、鸭、蛇,则其气腥;肾、狐狸、白马茎、裈近隐处、人中白,则其气臊;沉、檀、龙、麝,则其气香"。这才叫五气。

关于五臭、五味、五色与五脏的关系,《本草备要》里面记载"凡药色青、味酸、气臊、性属木者，皆入足厥阴肝经、足少阳胆经；色赤、味苦、气焦、性属火者，皆入手少阴心、手太阳小肠经；色黄、味甘、气香、性属土者，皆入足太阴脾、足阳明胃经；色白、味辛、气腥、性属金者，皆入手太阴肺、手阳明大肠经；色黑、味咸、气腐、性属水者，皆入足少阴肾、足太阳膀胱经"。《本草便读》也认为"凡用药当明其五色五臭……臊入肝，焦入心，香入脾，腥入肺，腐入肾"。

追踪中医的文献，其实早在《黄帝内经·素问·金匮真言论》里面就已经有了关于五嗅、五行归类及与五脏关系的记载："东方青色，入通于肝……其味酸，其类草木，其畜鸡，其谷麦……其音角……其臭（xiù，以下音同）臊。南方赤色，入通于心……其味苦，其类火，其畜羊，其谷黍……其音徵……其臭焦。中央黄色，入通于脾……其味甘，其类土……其谷稷……其音宫……其臭香。西方白色，入通于肺……其味辛，其类金，其畜马，其谷稻……其音商……其臭腥。北方黑色，入通于肾……其味咸，其类水，其畜彘，其谷豆……其音羽……其臭腐。"可见，《内经》里面已经把这些讲得很具体了，与脏腑之间的联系都有明确的认识了。

我们知道，自然界物态有"气体—液体—固体"三种，三者之间可以相互转化，气态物质通过呼吸能够作用于人体，液态和固态物质可以通过消化道作用于人体。挥发性强的中药则气味（五臭）就比较浓重，如果挥发性成分比较少，那么气味就比较淡，但是五味就重了。你能吃出咸味但是闻不到咸气，说明味和臭之间是有差别的。

关于五臭五味是如何发挥作用以及二者之间的关系，在《黄帝内经·素问·六节藏象论》里面说："天食人以五气，地食人以五味。五气入鼻，藏于心肺，上使五色修明，音声能彰。五味入口，藏于肠胃。味有所藏，以养五气；气和而生，津液相成，神乃自生。"由此可知，弥漫空气中的五臭是通过鼻入于肺、心来发挥"修明五色、彰显音声"作用的，藏在万物中的五味是透过口入于肠胃来发挥"养五气（五臭）"作用的，五臭适度，加之与五味共同作用则生命活动才能正常。就是说，嗅觉正常，味觉正常，人的生命活动才可能正常。要不然都会得病，会误食误吸有毒的东西。所以说"气和而生，津液相成，神乃自生"。也就是说气和味都正常，人体内的气就处于和谐状态，气血津液就能保持正常，这时候神也就保持正常了。五臭由于其轻清的特性，相对于五味来说其生理作用应该更加强大、更迅速。正因如此，这段文字才说五味发挥作用是通过长养人体内在的"五气（五臭）"来发挥其生理作用。也就是说，我们吃进去的五味还要影响到我们的心肺来改善对五臭的感受，既然如此，就不应该忽视中药的"五臭"属性，而应该高度重视并发现中药"五臭"的临床作用规律，提高临床用药的水平。

这就是我们已经忽视，但又非常重要的东西，因为鼻子会感受气味，气味对人的影响是显而易见的。当你闻到很香的东西时你就想吃，闻到很臭的东西时你就想躲，所以，五嗅的作用应该是很强大的。

另外臭和味之间的关系，我们在日常生活中也有所体会，如果是胃肠道病变、脾胃虚弱、饮食积滞，当他闻到饭的香气，就想恶心呕吐，所以五味和五气之间是密切相关的，嗅觉和味觉之间是密切相关的。所以在临床上要高度重视，好好地研究它们之间的关系，有利于提高中医治疗的水平。

12. "大方"与"小方"：如何"药无虚发"？

在治病的时候，有的大夫开方子很大，有的方子很小，但是大方子把病也治好了，小方子也能把病治好，其中的道理是什么？

下面我想谈一个问题，就是在治病的时候，有的大夫开得方子很大，有的方子很小，但是大方子把病也治好了，小方子也能把病治好，这中间的道理是什么？所以我想谈一下方剂大小都能治好疾病的原理是什么？

之所以能够治好疾病，是因为你用的方和药与这个病症是相符的，或者是说方和药切中了疾病的要害，那么这病就治好了。为什么大小都能治好呢？这里面就存在着两个方面的原理，一个就是辨证的准确度，也就是精度，是你辨证的全面程度和准确程度。如果说你辨证很准确，目标非常明确，这时候你就可以选一味药、两味药，一个小的方子针对这个病机，解决了这个关键问题，所有问题就迎刃而解了，就是在解决问题的时候要解决关键的问题。辨证准确、全面又抓住了关键，所以一个小方子就可以了。

如果病很复杂，辨证起来不是那么清晰，这种情况下可能就需要一个稍微大一点的处方来治疗，这样把目标圈定在方剂的范围之内，这个范围就大了，而且也看不到关键。打个比方，就好像是打猎，当你的枪法很好的时候，你用手枪、步枪一个子弹就能打中，如果你的枪法不是很好，你用什么打呢？用霰弹打，打出去的面积大，也能把猎物打中。也就是说你能用一味药两味药把病治好，说明你的命中率很高，那你的水平高。如果说你没有这个水平，还想打到猎，那你怎么办？就用霰弹去打，也能打到。也就是说当你辨证的准确程度、精确程度、全面程度有问题时，你可以使用大方治疗。

辨证清楚了，实际上相当于目标明确了；辨证不是很清楚的时候就是目标不明确。辨证越细，目标越明确，辨证越粗糙目标越不明确。这也好比一个水池子里面有一条鱼，想抓住这条鱼，当你清清楚楚地看到鱼的时候你拿一个渔叉就可以了，你的速度够快，一叉就可以把鱼插住。但是若整个水塘的水是浑的，你根本看不见这个鱼，那用什么办法呢？那你就用网捞，足够大的网，一定把它网住，这样也可以把鱼捞上来。治病实际上也是这样，当不能明确病因的时候，就在辨证的基础上划定范围把一组药合起来就能够解决，所以说无论方剂大和小其目的是解决疾病。

还有一个原理，就是机体选择性的按需吸收。实际上一直没有人把这个强调出来，但是我觉得这是很自然的一个道理。拿吃东西来讲，我们吃进去的东西，真正能被吸收利用的只占其中一部分，相当一部分以大便的形式排出去了，也就是说这部分根本就没用，机体对吃进的东西本身就是选择性的吸收。吃药也是这样，虽然给了各种各样的药，但是机体在那种特定的疾病状态下，只对某些药有反应，而对另外一些药没反应。给人的印象是这个医生用几个药就治好了，那个医生用了十几味药才治好，其实只用其中的几味就够了，这有点像我们研究有效成分一样，那么多的成分对这个病人起主要作用的只有那么几种成分，方子也是这样，起主要作用的也就几种药。

正因为这样，才需要把处方精简，去找到疗效最好的药，这就是我们研究方剂的时候要分析起主要作用的药物，剔除那些自己认为有效，实际对机体没有多大作用的药物，这样就可以把方剂精简了。

我想方剂大小都可以治好病的原理就从这两个方面理解，也可能还是其他的，我没有想到，大家可以去思考。

13. 如何精准确定方剂中的"君药"？

君药在方剂中占有举足轻重的地位，它的剂量用得比较大，正因为这样，我们常常错误地认为处方里面用量大的就应该是君药，其实这种认识是错误的。

学习方剂的时候，怎么来确定方子里面的君药，是一个比较困难的事情。实际上组方的人心里明白哪个是君药，其他人在分析的时候就未必能够明白哪个是君药了。读书的时候，看病案的时候，怎么样来确定这个处方里面的君药呢？

中医学一般遵循"方从法立，法随证转"，所以方剂中的君药主要是针对证候来确定的，臣药、佐药、使药都是围绕着君药和其他次要的证候来确定的，所以说君药在方剂中占有举足轻重的地位，它的剂量必然要用得比较大，就是要足够。正是因为这样的原因，我们常常错误地认为处方里面用量大的就应该是君药，其实这种认识是错误的。

原因有两个，第一就是君药必然是围绕主症设置的，如果药物对主要症候没有直接治疗作用，那么就不能够把它确定为君药，不管你剂量多大。

第二就是同一药物的作用，它的作用与剂量的大小有关系，但是不同药物作用的大小不能通过剂量的大小来确定，因为同一剂量不同药物其作用的强度是各不相同的。比如说砒霜、巴豆、马钱子这些药，用很小的剂量就能产生很强大的药理效应，而同等剂量的甘草、竹叶、通草，那就没有什么作用。因此剂量大小也不是认定君药的依据。

因此确定君药就必须满足两个条件，一个是围绕着主症来选择药；第二个就是该药要有足够强大的药理作用，那么这个药才是这个方子里面的君药。有的时候我们习惯于根据剂量来确定某味药是君药，其实不是，如果里面有巴豆或者有马钱子，那么这个药就可能是君药，当然用这个药的时候也看它是不是针对主症，如果是的话就可以认为是君药。

谈这个问题，主要是想让你在看书的时候，不要以为剂量大的就是这个方子的君药，避免犯这种错误。

第六章
临床体悟（其他）

1. 风神相关论：首次发现"顽固风证"与"顽固失眠"的治疗新法

> 风和神之间有密切相关的临床现象，但中医理论至今还没有把这种现象讲出来。

风和神之间有一个密切相关的现象，这是在临床上发现的，但是到现在中医理论还没有把这种现象讲出来，下面我就谈一谈我对这种现象的大概认识。

首先是怎么发现风和神之间有关系呢？为什么说它们相关呢？因为在临床上我们经常遇到一些病人，尤其是受风的病人，像荨麻疹，身上起风团，治疗时往往选用一些西药的抗过敏药，像苯海拉明、扑尔敏这些药，但是这类药物吃完了以后都有很明显的不良反应，是什么呢？就是嗜睡，病人吃完这些药以后老想睡觉。

治疗感冒的时候，都要鉴别风寒感冒、风热感冒，很多复方药里面，也有扑尔敏，减轻症状是很有效的，但是这些药吃完了都有一个非常明显的不良反应，就是老想睡觉。

我想祛风药用于安神的时候就不是不良反应了，就成了治疗作用了，所以我就有了风药可以安神这样一个想法。进一步又想，安神药能不能祛风呢？后来发现安神的药也能祛风。从西医角度来讲，西药安神药里面，最常用的是安定，安定这个药还可以治疗什么？抽搐，病人癫痫发作的时候静脉注射安定病情迅速就止住了，像其他的巴比妥类药，少量的时候是安神镇静的，可以治疗失眠，大量的时候就可以治疗抽搐，治疗癫痫发作了。

还有一些抗癫痫的西药，像苯妥英钠、卡马西平、巴比妥，吃完以后都有昏昏欲睡的感觉。所以说平息内风的药也有安神的作用，而安神的西药也能够治疗肝风内动的疾病，所以，安神药也能够祛风。从这些现象上来讲，它们似乎有一个内在的一致性。

再来看中药是不是也有这个作用，是不是也是这样？先看中药的安神药，它有没有祛风作用。酸枣仁、远志、龙骨、牡蛎、珍珠母，这些都是安神的药。你再想想这些药有没有祛风的作用？龙骨、牡蛎是平息内风的药，看来重镇安神的药确有祛风的作用。

再看养心安神的酸枣仁、远志有没有祛风的作用？在中药学上很少讲到酸枣仁、远志能够祛风，对不对？而在古代治疗风寒湿痹的一些方子，主要成分就是酸枣仁，这说明在古代已经有意无意地用酸枣仁来祛风治疗痹证了。那远志能不能治疗风寒湿痹呢？其实也可以，远志在《神农本草经》里面也有记载，关键还有一个与它相关非常有名的处方，在《重订验方新编》有一个叫四神煎的方子，这个方子是干什么用的呢？它是治疗鹤膝风，两膝肿痛的，这也是风寒湿作用于关节以后引起的。这个方子的组成就是黄芪、远志、牛膝、石斛，同时也可以加金银花，这个药治疗风寒湿引起的鹤膝风疗效非常好，这个方子我用过，很多名医也介绍过这张方子。从这儿来看，安神的酸枣仁、远志确实也有祛风的作用，可以用于治疗风证。

再来看看祛风药有没有安神的作用。在中药里面，去外风的药有防风、荆芥，这些药有没有安神作用呢？有！因为这些药用上去以后，可以去除外风，也可以平息内风，除了治疗外感风寒以外，还可以治疗破伤风、四肢抽搐，这些药能把人的烦躁、抽搐镇静下来，表现出一定的安神功能。

再看看去内风的药有没有安神的作用。比如常用的天麻、钩藤、石决明、龟板、全蝎、僵蚕等等，都是能够息风止痉、平肝潜阳的药，这些药治疗什么呢？治疗肝阳上亢，肝风内动，烦躁。这些烦燥不安的病人用上这些药以后，睡眠、烦躁的这种精神状况很快就得到缓解了。所以从这个角度来讲，钩藤、石决明、龟板、全蝎、僵蚕这些药都具有安神的作用。所以说平息内风的中药有安神作用，祛外风的中药有安神作用，安神药物有祛风作用，既能去外风也可以去内风，可见风神之间的关系太密切了。

那么从中医的角度怎么来解释？可能你能做出很多的解释，但是到底是不是那样一个道理？说实在的，还真不好讲。但是我推测，从中医角度最起码可以这样来分析，就是"风为百病之长"，也就是说任何病都与风是相关的，能够祛风的药，它的适应症就是广泛的。内风是与肝相关的，肝风内动，肝是藏血的，调畅情志，就是调节人的精神，所以肝火旺盛的时候出现烦躁失眠也是很正常的事情。平肝息风的药实际上也是去肝火的药，自然能够对神志活动起到一定的调节作用，可以通过调节肝来安心神。

那么安心神的药为什么可以祛风呢？中医讲"心为五脏六腑之大主"，所有的脏腑功能都与它有关。外风与肺相关，内风与肝相关，最终还是影响到心，就会影响到神，当你安心神的时候，五脏六腑也会得到调整，所以说"主明则下安，主不明则十二官危"，安神药在某种程度来讲能够去外风也能够祛内风。

另外中医还讲"治风先治血，血行风自灭"，这是经验性的概括，也就是说你调理血的话就可以祛风，活血也可以祛风，养血也可以祛风，凉血也可以祛风。那么血和神志的关系是什么？心主血脉，心藏神，肝藏血，所以血和神志的关系是非常密切的，理血药物都能够用来祛风，自然会起到既能安神又能祛风的作用。

以上我的这些理解仅供参考。风和神之间的密切联系，在临床实践中确确实实是存在的。有了这个概念以后，在临床选药的时候，余地就很大了，遇到一个失眠的病人，我们就不仅选用安神药了，辨证的基础上可以加祛外风和祛内风药，如果伴随有风证的存在，那就更恰当不过了。同样，遇到一个风证的病人，无论是内风也好，外风也好，只要伴随有神志方面的问题，那我们用足够的安神药，不但能够安神，还能够祛风，可见选药的余地明显增大了。

2. 不容忽视：服药时间如何确定？

> 现在中医临床上，服药已经很不讲究了。药熬好了，几乎都是一天喝两次，是不是？单纯从服药时间上就没能体现整个中医的治疗水平，疗效如何保证？所以在这个方面还得下功夫，要使疗效达到最好，必须把握好各种情况下服药的时间间隔、服药时刻、服药疗程的长短。

下面我再讲一个和用药有关的话题，就是服药的时间如何确定

病人服药时间有什么讲究？这个在学中药的时候应该学过，方剂里面也学过，但是有些内容还是不知道。我想在这儿做一个系统简明地讲解。

目前在中医临床上，服药已经很不讲究了。药熬好了，几乎都是一天喝两次，是不是？单纯从服药时间上就没能体现整个中医的治疗水平，疗效如何保证？所以在这个方面还得下功夫，要使疗效达到最好，我们必须把握好各种情况下服药的时间间隔、服药时刻、服药时间的长短。

我记得前一段时间在门诊有一个病人，他说我吃完药以后，睡觉更不好，我一看那方子，就明白了，是我讲给他的服药时间他没有照办，他按一般的服药时间服药，结果错误地服用了中药。这个病人是一个失眠的病人，方子里面给他用了醒神药，结果他一天喝两次，睡觉前喝一次，你想想这个服药时间就不对，那疗效能好吗？还有他喝完药就躺到床上睡觉，他喝了那么多水进去，那晚上不得老起来吗？那还能睡好觉吗？我们一定要给病人反复强调，让他照办。

一天到底应该喝几次？一次、三次还是五次？不同的病是不一样的。有的说我喝药了，一天喝了一次，中毒了。有的人一天喝了好几次，想起来就喝，这个也不对。还有的人说我吃了你三剂药没管事，然后就抱怨你的药不合适，你自己也可能觉得是没有对证。重新开一个吧，吃完还没有管事。什么原因，其实你用得药可能是没有问题的，而是疗程不够，所以服药时间太重要了。下面就从三个方面来讲讲。

第一就是服药的频度。服药的频度、服药的时刻和服药的疗程，都是根据病情和客观情况决定的。服药频度主要是根据哪几个方面呢？一个是得病的原因。如果患者是感受外邪，就要驱除外邪，疏风散寒、清热燥湿、清热解毒、清热利湿、祛风，像这种外邪侵入所导致的疾病，服药的频度一定要多，不是一日两次那么服药了，在《伤寒论》《金匮要略》都有这样的记载，如日三夜一服，或者日四夜三服等。所以，要根据不同的病邪和性质确定服药的频度。

还有就是根据疾病的轻重确定服药的频度。若病人高热，应两个小时、一个小时服一次药，直至控制下来为止，如果病情轻服药频度就要减少。

另外还要根据脾胃功能确定服药的频度。如果脾胃功能不好，你让他一天两次服用，或者顿服，那么他的胃受不了，甚至还会加病，在这种情况下，就可以让他少量多次，这样脾胃功能就不至于受到严重的影响。脾胃虚弱的病人吃饭要少量多餐，用药也应这样。呕吐的病人可别一次服药太多，药进去还没有起作用就吐出去了，反而增加痛苦。

另外还要根据患者的喜好确定服药的频率和剂量。如果喜欢喝，病情也允许，服用的量可以大一些，间隔的时间可长一些。如果不喜欢喝，可以每次少喝一点，浓度淡一点，多喝几次。

第二就是服药的时刻。也就是具体什么时间来服用药物。服药的时刻是根据各种情况综合来考虑的。

补阳药早上服用比较好，养阴药晚上服用比较好。

开胃药饭前服用合适，治疗多食易饥也应在饭前半小时把药吃下去，帮助消化的药应在吃饭时或者吃饭后使用。补药一般是饭前空腹服用，泻药根据具体情况可以在饭前也可以在饭后服用。

安神药一定是睡前服用，如果是安神的中成药睡前半小时一小时就可以服用，但是如果是安神的汤药，那必须提前两小时，为什么？两小时之前服药喝进去大量的水，就会在睡前上一趟厕所，这样就不会影响睡眠。

周期性发作或加重的疾病如何服药？如每天下午发烧，或者每天中午发烧，或者每天定时出汗，每天定时皮肤瘙痒或瘙痒加重（很多瘙痒病症晚上七点到九点加重）。这类病人除了日常的服药以外，更强调"先其时服药"，犯病之前两小时服药，反复用过一段时间以后，到这个时候就不犯病了。

病情危重要间隔多长时间用药？应该随时给药，该给人参给人参，该给黄芪给黄芪，只要他能喝就一会儿给一点。还有疼痛的治疗，疼痛起来了就随时用药。

还有就是方便时候用药。比如病人一天上班八小时，根本没有时间回家，他也没有办法熬药，或者这个药物味道太大，他不愿意拿到单位去喝，这种情况就是在他方便的时候喝。对于一般的慢性病，可以采取这种办法，什么时候方便什么时候用。

第三就是疗程的长短。这个病人到底应该吃多长时间的药，首先要看他的病情。一般来讲病程越长，治疗的时间也长，病程短的相对来讲治疗时间就比较短。

此外，疗程长短还得考虑是控制性治疗还是根本性治疗。控制性治疗指得是疼痛了给止痛药，血压高给降压的药，这就是控制性治疗，只是控制症状并没有把这个病治好，是一直用药。像癌症的疼痛，就是连续地用药，疗程长短不限制。根本性治疗，就是通过病因病机的分析，从根本上给予治疗，不是终身治疗或者很长时间的治疗，是中病即止，好了就算了。疗程的长短就是这样来定的。

有关服药的时间就讲这么多，可能也有没有讲到的，谁有独到见解也可以补充一下。

3. "不入流"的经验和"经外奇穴"给我们什么启示？

很多医家的经验没有办法用传统的中医理论来认识，发现的一些经外奇穴归并不到经络学说里面来，这种现象给我们什么启示？背后隐藏着什么样的规律？

中医理论是在长期的临床实践中不断总结、发展完善起来的，至今也不能说中医理论已经是完美无缺了，那缺陷在哪里呢？

中医临床上经常遇到按照已有的中医理论来诊治某些疾病的时候疗效并不理想的情况，辨证认识上没有什么错误，但是疗效不理想。而没有多少理论知识的祖传中医却能够很好地解决这些问题，所以在历代就有"偏方一味，气死名医"的说法。很多名医往往掌握很多尚不能用自己已有的中医理论解释的单方，只要使用得当，往往能够取得很好的效果。这种现象就充分说明，中医诊治理论还需要发展完善，需要把这些东西用一个更好的理论归纳进来。

针灸学是中医最有特色的内容之一，其中的经络理论可谓是针灸在临床应用的最基本的理论，针灸穴位符合经络循行路线的称为经穴，但是临床又发现很多有效的穴位并不在经络线上，这些不能够用经典经络学说解释的穴位统统称为经外奇穴。这从另一个侧面说明已有的中医经络学说并不能够解释所有穴位治疗疾病的机理。也就是说经络学说也不完整，也需要根据临床实践进一步发展完善。

这两个现象都提示我们，不要以为现在的中医理论已经很完善了，已经完美无缺了，因为中医理论不能解释的问题还很多。

4. 并非药物的"特效药"：健康的饮食方式

> 病人来看病的时候会经常问，应该吃什么，不应该吃什么，他会问你一些饮食方面的问题，作为医生来讲，脑子里面要有一个非常清楚的认识，要不然你怎么给病人指导呢？还有一些病人有一些非常不好的饮食习惯，你想让他改掉，而他却不愿意改，在这种情况下，你怎么来说服他？这都是作为一个医生必须要知道的。

病人来看病的时候会经常问，应该吃什么，不应该吃什么，他会问你一些饮食方面的问题，那么作为医生来讲，脑子里面要有一个非常清楚的认识，要不然你怎么给病人指导呢？还有一些病人有非常不好的饮食习惯，但是你又想让他改掉，他又不愿意改，在这种情况下，你怎么来说服他？这都是作为一个医生必须要知道的。

首先无论是病人也好，还是医生也好，要明确一个问题，为什么吃？大家想想，恐怕不一定能想出来？说饿了吃，其实不是。吃是人与环境进行物质交换，尤其是从环境中索取的一种方式。那么目的是什么？是为了生存，让自己活得更健康。所以吃是为了健康而吃。但是有些人是为欲望而吃，就是想吃就吃，他不管健康。当他得病的时候，就会找你看病，你就要给他反复强调为健康而吃饭，绝对不是为了欲望而吃饭，要减弱他吃得欲望，告诉他不要吃什么，让他改变任何不利于健康的吃法。

接下来病人会问你应该吃什么？所以第二个问题就讲一下吃什么？

一说吃什么好，大家就会盲目地都去吃这个东西。一说橄榄油好都吃橄榄油，一说南瓜好大家都吃南瓜，一说地瓜好都吃地瓜，这不行！吃什么好，因人而异，因病而异。

如果病人肥胖、多食易饥，从总体上来讲这是一个有余的病人，一定要让他吃素食，不要吃荤食，告诉他吃素食有利于健康，多吃蔬菜，少吃粮食，甚至不要吃肉，这样他就会比较健康。从咸淡的角度来讲，要让他吃淡的，为什么呢？因为咸的东西吃得有滋味，一有滋味就吃得多了。还要少吃油，油多饭就香，香了就吃得多了，所以对肥胖的病人，不管是什么病饮食都应该以清淡为主，清就是少油，淡就是少盐。这才是肥胖患者的健康生活方式。

还有一些特殊的病人，要因病而异，比如说痛风的病人，就要少吃动物内脏，这样不容易犯病或者病情不容易加重。营养不良的人需要吃点荤的，需要吃点香的可口的。另外还要根据病人的饮食习惯、宗教信仰，在适合范围内做一个变通调整。

第三个问题就是吃多少？吃多少太重要了，这是能不能吃好吃出健康的一个保证，掌握适度是很重要的。人们一说好就猛吃，未必好。一说不好就一点也不吃，也不好，所以要把握一个度。那么到底需要多少？按照病情来定，不同的病情是不一样的，大病以后机体消耗得太多，或者是长期的劳累以后，机体消耗太多，那么就需要多吃一点，如果胃肠没病，也可多吃一点。如果需要多吃但是脾胃功能又不好，这会儿怎么吃呢？采用少量多餐的吃法，不要一顿吃那么多，最终还能达到多吃的目的。

现在社会饮食资源非常丰富，不需要鼓励多吃一点，大多数情况是需要劝病人少吃一点，为什么呢？随着经济的发展，物质供应越来越丰富，人们不缺什么，但人们的贪心又没有减少，总觉得不吃好像亏了，不喝酒、不抽烟好像亏了。实际上，去掉贪心就没有那么多的负担了，就会越来越健康。

不要贪吃，贪吃对人的伤害是最大的。如果贪吃荤食，胆固醇增高，动脉硬化，引起广泛的全身血管病变，可以导致心脏病、心脑血管病。中医讲多吃咸的会损伤血脉，从五行来讲咸属水，血脉属心属火，水能克火，现在也证明多吃盐的人易得高血压。所以说吃东西不要吃偏了，也不要吃多了。

国外有一个实验研究，他把大鼠分成两组，一组是半饥饿状态，一组是放开随便吃，结果放开随便吃的大鼠早早就死了，只有半饥饿状态的大鼠反而活的都很健康，所以对人来讲也是这样。从养生的角度来讲，要吃八成饱、七成饱，吃得太饱对健康不好，因为吃得目的是为了身体健康，不是为了吃到肚子难受。心里满足，肚子难受，这个不行，所以少吃可以健康长寿，有利于疾病的康复。

　　我想有关健康的饮食方式咱们就简单地谈这三个问题，为什么吃？吃什么？吃多少？只要对这三个方面掌握好了，你给病人的指导就应该没什么问题了。

5. 治疗"心病"更关键：纠正患者的错误观念

有些病人的错误观念跟他的病是相关的，所以说纠正他的观念很重要。什么是错误观念？对于健康来讲，错误观念有哪些呢？

首先要知道什么是错误观念？只要违背真理的观念都是错误观念，那么哪些是违背真理的？具体到人的健康来讲，主要与哪几个方面有关系？我主要从四个方面谈谈。

首先要能够正视生死。生和死是不可抗拒的必然规律，人们对生毫不担心，非常担心得就是死，那么既然不可抗拒还要想办法去抗拒它干什么？无能为力的时候干脆就不去做了，顺其自然吧！如果有这样的观念，人就不容易得病，就不怕死了，因为他能够正视这个问题，心态就很平静，当人心态平静的时候，他的形气神是协调统一的，人自然就健康长寿了，不怕死的反而晚死。

像你老奶奶她为什么能活到 80 多岁，她对死很坦然。她不到 60 岁的时候，就把自己的寿衣做好了，还自己穿上试试，她为什么这么做呢？她说"如果我突然死了，你们匆匆忙忙给我做的穿上去不一定合身"，你看她就对死亡做好了准备。你爷爷给她讲家里哪个大树是留着给她做棺材的，她看到那棵树心里就踏实了，她知道她死了有棺材。结果这衣服做好了，放了 20 多年以后才穿上。你另外一个老奶奶整天都在担心死亡，恐怕自己死在家里，她活了 70 岁就死了。这就是不同的人对生死的态度，你知道肯定要死的，怕什么的，不需要了。死是必然的，就不如有所准备，反倒没事。但前提是不要找死，对于每个人来讲，都不愿意去找，为什么呢？蝼蚁尚且偷生，何况人呢？找死的都是贪心重的人，这是找死。还有就是自杀，对生命不尊重，那是找死。所以正视生死是长寿的一个保证。

第二要正视得失。人为什么出现烦恼？是太计较得失了，得到东西高兴得不得了，失去东西悲痛得不得了，你想想人的形气神之间要处于个协调和谐的状态，天天为得而高兴，为失而丧气，人的心就不平静了，相应的人体的气形都要为之付出代价，这样的话就很容易得病。要得而不喜，失而不忧。

要注意得和失不是绝对的，你失去了实际上你同时也在得到。比如说你身上装得钱很多，你往哪儿走老惦记着怕丢掉，一旦丢掉了就会很痛苦，可是丢掉了再往下走的时候再也不惦记这个钱了，反而得到了安宁，所以得失之间都是相对的。你拾了很多好东西，多到以至于你都拿不了，你得到了吗？你付出得是要看守好这些东西，累死你，你失去了快乐，所以得失是同时存在的。就好像空气，只要挖一个洞，空气就立即填充了，丢掉了这个东西补充了另一个东西，所以得失是同时的。得失与需求相关，你需要什么得到什么这样就比较合适，所以要正视得失，不要把得失看得太重。

第三个要知道没有绝对的好东西。人们一听说吃什么好，就往死里吃，说什么不好就一点也不吃。现在一说素食好，就绝对不吃肉，一说肉的营养价值高，蛋白的营养价值高，就猛吃鸡蛋和肉，一听说某个药吃了健康长寿，就去吃什么药，一听说什么油健康就去吃什么油，一听说喝凉水人家活了一百多岁，就一窝蜂地喝凉水，这都不行。

对人的健康来说自然界中没有哪个东西是绝对的好东西，只有合适不合适，合适了就是好东西，不合适就是坏东西。如果需要它，是好东西，别人的好东西对你来说不一定是好东西。所以经常有病人要我给他开点好药。我开玩笑地问什么是好药，病人所说得好药是贵药，贵药不一定是好药，只有能治好你的病的药才是好药，所以你听我的，给你开什么药你就吃什么，不要认为这个药便宜了，或者贵了，听话就行了。

要让病人真正明白，东西的好坏是在一定条件下的合适与不合适，就像学生说，我学了一个好方，其实不是的！哪个方子都不错，哪个药都不错，人参、大黄、砒霜是一样的，关键看你用得对不对，用不对，人参害人，用对了砒霜救命。你看砒霜治疗癌症，治疗白血病就蛮好的。那人参呢，前面举过一个例子，一个年轻干部熬二两人参吃了，就死了，好吗？不好！

人们都希望进补，一听说补就高兴，一听说泻就不高兴了，就像一听说给你东西你就高兴，从你这儿拿就不高兴了，人们容易犯这样的错误，愿意得到肯定，不愿意得到否定。所以说要看清楚，好坏都是相对的，只有合适的对于健康来讲才是最重要的。要建立这样一个正确的观念。

最后一个是"过犹不及"。就是把握一个度，说人参好，你气虚，我应该给你用人参，本来用一两人参就够了，你非用一斤，那完了，不好了，你从病的这一端走向了另一端，好了一种病，添了另外一种病。就好像肉、蛋、奶一样，你吃过头了照样要命，但如不吃，需要时你又没有，没有也是病，所以说过犹不及，要掌握一个度。

对于每一个具体的病人来讲，医生需要做一个判断，有的人说："我心慌气短，你还让我少吃？"你再看他的样子，形态肥胖，坐着都喘，这种人一定是让他少吃才能好，而不是说你形盛气虚，多吃点，再补补，这种病人越补死得越快，因为病人明明表现出来的是有余，气虚是继发的，既继发于吃得太多，形盛气虚，若形盛被治愈，气也就不虚了，他的形气就处于协调配合的状态了，就好了。

形、气、神和谐是做医生的始终要关注的，纠正患者错误观念，调整形气神之间的关系，使之处在一个和谐健康的状态。

6. "最佳的治疗"，让患者戒除不良习惯

明知烟酒、肥胖对人的健康有严重危害，患者就是不愿意戒掉抽烟、喝酒、贪吃的不良习惯，其中原因是什么呢？医生如何才能让患者戒除这些不良习惯呢？

在临床上经常会遇到有些病人有很多的不良习惯，如果他的不良习惯不改，光靠药物治疗，疾病很难治愈。所以，还得在这方面下点工夫，如何让患者戒掉不良习惯，这是一件非常重要的事情。假如说一个病人老让你给他开解酒药，而他还天天喝酒，我们就应该想他为什么让你给解酒呢？他就是想以后喝酒不难受，这就是人的贪心所为。还有的人想减肥就吃减肥药，就是不管嘴，想苗条还不控制自己的贪心。像这种情况你怎么样来解决？要是病人听话还好，你给他一讲就行了，但是人们往往贪心很重，既不想改掉不良习惯，又想让你给他治好病，那怎么办呢？

在临床上曾有两例患者给我的印象非常深刻，我让他们把不良习惯戒掉了。一例患者抽烟，是某个工厂的厂长，这个厂长是因为脑梗死和高血压住的医院。当时因为脑梗死不是很严重，所以还抽烟，给他说不要再抽了，他表面答应得很好，就是不改。查房时我说躺下，给你查查心脏，一躺下烟就从口袋里掉出来了，打火机也出来了，我说你这叫戒烟了？他感觉到他的病没有那么严重，不足以让他戒烟。我想他必须得戒烟，怎么让他戒掉呢？这个病人有的时候觉得胸部不舒服，考虑到他有脑梗，冠状动脉硬化也可能比较严重的，如果我能让他看到他心脏冠状动脉病变得严重程度，他一定会戒烟的。我就说我觉得你的心脏确实有问题，因为你有症状，虽然还没有要命，但是确实有症状了，你还是做一个冠脉造影吧，这个他倒是蛮听话，就做了，结果在做的过程中就发现冠状动脉的右冠远端出现了动脉夹层，动脉都快要堵上了，结果就放

了两个支架，如果不放，这个病人肯定就心肌梗塞了。等他拿到这个结果的时候，我就给他讲，我说你做的很及时吧，这都是你抽烟抽的，你如果再不戒烟其他的血管也会有问题了。此后病人彻底地戒烟了。

现在当我遇到高度怀疑冠心病的病人，就让他去做造影，做完了回来一讲，这个不良习惯自动就戒除了，这就是人"不见棺材不落泪"，现在他看见自己行将就木了，他要再不注意就进去了，所以他自然就戒掉了。

前阶段有一个病人是某市里比较大的官员，患得是高血脂、高血糖、高血压、高尿酸、痛风、泌尿系结石，还有腔隙性脑梗。这个病人有什么习惯呢？每天喝白酒一到二斤，还抽烟，因为他是官，请他的人太多了，所以每天喝酒抽烟就是工作。我给他看过两次病，第三次来找我看的时候，我一看这些治疗没有明显的效果。他是通过熟人关系找得我，为了让他把不良习惯戒掉，就给他说："如果你再不照我说的办，以后不要找我看病了，因为我给你看病是没有用的，我给你挽救一点点，你又糟蹋了那么多，你说你这病怎么好？没法好！"讲给他的第二句话就是"你要知道人享受是有数的，早享受完了早死"。前面我讲过，那些动物处于半饥饿状态的才会长寿，随便吃得便会早死，人也是这样的，吃喝多了早死，给他一讲这个，他一琢磨，原来人吃多了吃够了就得早点死，算了，还是少吃吧。他自己的观念就改变了，这样通过谈话改变了他的观念，然后变成他自己的一种行为，而不是去约束他，看着东西时他想如果我多吃一口就要少活一天，他自然就少吃了。所以，要把最不好的结果告诉他，最不好的结果就是死亡，那他自然就要收敛。

这是在劝病人戒掉不良习惯的时候发现的一个非常有效的办法，这类人往往觉得死亡离他们很远，不当回事。如果面对的是一些恐怕生病、没病找病的患者就不需要这样吓唬，你让他做什么他就做什么。这类人就是老思考自己的病，你让他不想不行，没有办法强制他不想，他也没有办法做到不想。但是对于那些起于人的贪心的一切不良习惯，都可以通过把最坏的结果告诉他的办法让他戒掉。

7. 环境疗法：让"隐形医生"来助你一臂之力

> 人与环境是通过形气神3个方面相互影响的，外界的形可以直接影响人的形，外界的气可以直接影响人的气，外界的神可以影响人的神……

一般来讲，治病的时候，首先想到的是药物怎么治疗，或者用其他的治疗技术，其实，环境疗法应该作为最基本的疗法之一，或者叫作护理的基本疗法之一，大家应该要给予足够的重视。

首先我来讲一下什么叫环境。前面已经谈过了，人是一个形、气、神的统一体，人的形、气、神和外界的形、气、神是相通的，所有外在的都是他的环境。外界形、气、神对人影响的程度跟它的远近、性质、强度有关系，也就是说离你越近影响越强，它的作用强度就越大，对你体内的形、气、神的影响也就越大。

在理解环境概念的时候，首先要理解为只要是我之外的都叫环境，具体的分为形、气、神三大类。"形"的环境就是可以看得见的这个环境，"气"的环境是看不见的、能够感受到的环境，比如说空气、声波、电磁波。还有一种就是"神"的环境，实际上就是指外界的精神活动，各种社会意识形态，各种人的思维，各个团体的思维活动，就是社会意识、社会心理，这都是环境。

人与环境的关系，它是通过形、气、神三个方面与外界相互影响，外界的形可以直接影响到人的形，外界的气可以直接影响人的气，外界的神可以影响到人的神，再进一步影响到整个人体形、气、神的协调统一，当把人体的形、气、神协调统一打破以后，就形成了疾病。所以说认识疾病的时候，要从形、气、神三个方面考察环境中哪些因素对病人目前的状况不利，然后去改变环境。

为什么要改变环境不改变我们自己呢？大家知道人是一个相对独立的个体，要想生存下去，除了要保持自身的协调以外，所需要的一切营养来源都必须从外界获取，无论是形、气、神哪个方面，都必须从外界获取。体内的代谢产物也需要排出到外界。所以说治病的时候要从环境中着眼，本着"内主外从"的指导思想，以达到健康快乐为目的，来采取一切可以采取的办法改变外界环境。

首先说改变"形的环境"，就是能够看得见的环境。比如我们经常说更换一下我们居住的房间、去游山玩水、去晒晒太阳、去爬爬山等，这些办法都是改变环境的办法。另外去吃点这个吃点那个，也是从形的角度来改变的。还有我们要避开的，比如过敏，当你避开这个环境，也就不犯病了，这也是改变环境。

再一个是改变"气的环境"。当你感觉到头晕脑涨，这个时候你可以通风，去外面散步，呼吸一些新鲜空气，通过改变气的环境来改变精神状态。中煤气了，就一定要离开高浓度煤气环境，其他气体中毒也是这样。另外像光线实际上是属于气的范畴，我们也可以通过改变光线的强弱改变气的环境。像电磁波，各种磁场都属于气环境，可以通过改变这样的环境，来调整我们人体内形、气、神的紊乱。

再有一个就是改变"神的环境"。这不是那么容易，尤其是一个人，他是隶属于一个家庭，一个团体，一个社会，一个国家，所以说他的精神意识状态受到整个社会精神意识状态的影响，怎么改变这个环境呢？改变大环境的可能性不大，所以就只能适应这个环境，或者创造一个小的环境，环境太大你没有办法改变，但是局部的还是可以改变的。比如说想安静，那就不要去歌厅、舞厅，不要去令人心烦的这种环境，你可以到学校、庙里面，去听听课，可以找一些清静的地方，这还是可以改变的。

另外，环境是无限大的，对于每个人来讲，可以制造一些小的环境。比如说，我们觉得津伤比较明显，需要增加湿度，就可以用加湿器改变小的居住环境，这就是人造环境；若氧气不够，可以在整个空间里充点氧气；为了防治感冒，可以在屋里烧点醋，使屋里充满醋气，这样就能预防感冒。总而言之要一方面要利用现有的环境，另一方面为了健康快乐的目的要营造和寻找一些适合我们的小环境。

　　行，有关环境治疗我就谈这么多。

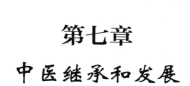

第七章

中医继承和发展

1. 中医学中最实在的"宝贝"是什么？

这个是一个非常重要的题目，如果你搞不清中医学里哪些东西是实实在在的，哪些是虚的，那么累死你也学不到很好的有效的中医治疗方法。

下面讲中医学中最实在的东西是什么

我是在"厚古薄今"与"厚今薄古"双重思潮影响下成长起来的一名中医师。说古人好我就去读古人的书，说古人不好，那我就读现在的书，后来逐渐发现不论怎么做，用自己的毕生精力也读不完、学不会、用不好前人留给我们的知识。中医几千年来积累下来的理论知识和实践知识更是这样。在临床中经常感觉到，按照某些理论指导临床实践的时候，有的时候不能取得满意效果，而众多的中医著作当中记载得有明确证候描述和相应方药的这些东西倒是可以被临床实践所重复的。经过20多年的苦苦思索和认真的临床实践，一直想试图搞明白中医学中到底哪些知识是最实在可用的，把它告诉同行和后人，以免他们也像我一样在中医知识的海洋里面度过一个漫长迷茫的阶段。

下面就把我体悟到的告诉你。

中医学知识大体上可以分为两类，一类是理论知识，一类是实践知识，两者之间是密切相关的。它们之间的关系可以进一步概括为两个方面。一个就是思想观念，思想观念之一就是整体观念，这是中医里面最核心的、最基本的一个观念。在这种观念的指导下，中医的学问包括以下的内容：脏腑、经络、生理、病因、病机、诊断、治疗等理论，治疗理论包括方药、针灸等。在这些理论的指导下，我们应该去做什么？当然是看病，就是把患者的全部临床特征搜集过来，然后用已经创造的理论、已经发现的经验来分析它，给它确定一个具体地治疗方案，最后就形成了中医的辨证论治，所以中医的思想观念里面，一个就是整体观念，整体看问题；一个就是辨证论治。这就是中医观念上的两个核心。

经过长期临床实践和深入思考以后发现，在临床上经常见到同一个患者由不同的中医师可以从不同理论角度进行辨证分析，结果结论完全不同，但是处方可以完全相同。

举个例子，一个患者怕风，发热，自汗，要让张仲景辨证就会辨成太阳中风的桂枝汤证，如果让吴鞠通来辨证，就会辨成上焦风温的桂枝汤证，结果都是桂枝汤，两者是根据不同的中医理论来辨证的。两者的理论到底哪个好哪个不好呢？哪个对哪个错呢？为什么会出现了不同的辨证结论？分析一下就知道了，这里面有两点大家是公认的、真实的东西，就是患者的临床表现是真实的；用得处方是真实相同而且都是有效的；整体观念和辨证论治这个观念是相同的。不同的是什么呢？是他们依据的辨证理论不一样，既然如此，所谓的辨证理论和辨证结论就不是我们临床认识疾病、治疗疾病的依据，其真实依据只是患者的临床表现，以及使用桂枝汤能够取得肯定的疗效。所以说真正看病到一定阶段的时候，那个理论你可以不去想，只要一见到症状立即就用那个方子就行了。

因此，我认为中医学里面，有两部分内容是实在可靠、必须掌握的。一个就是经过反复检验的整体观念和辨证论治思想，一个就是经过反复临床实践证明的对某些证候治疗有确切疗效的治疗技术。这个治疗技术是什么呢？就是有明确的方证对应的关系，就像恶风、发热、汗出，用桂枝汤，这个方证对应关系，这种技术是必须要掌握的。还有针灸里面的穴位、手法和证候之间的对应关系，就是患者哪儿疼，针刺哪几个穴位，用什么的手法，这都是肯定的，你有没有理论都是这样来治，这样你就不用教他理论，只教他操作，他就能把病治好。所以说这些东西是中医里面最实在、最可靠，也是必须掌握的。

对于已经总结出来的、有效的、对应关系明确的这些治疗技术和证候，虽然已经没有必要再去做一个冗长的理论解释，但是繁多的中医理论毕竟是对证候之间的关系、药物和证候之间关系的做一个解释和概括，对于每位医生来讲，掌握理论至关重要。如果他从来没有遇到过或者至今医学界也没有遇到过的疾病，那么已有的理论可以帮助我们找一些应对的办法，并且有很好地启发和借鉴作用。所以说中医几千年来积累和创建的理论知识是非常宝贵的，有精力的时候要尽量学，因为这些对应的技术你能够掌握好，但是你总会遇到你没有遇到过或者整个人类没有遇到过的疾病，在这种情况下，已经创造的理论就发挥作用了。所以不能说原来最可靠、最实在必须掌握的技术掌握好就行了，理论我可以不掌握了，不行！

知道了中医学里最实在的知识，就清楚了应该在哪方面下大功夫。

2. 大医学观念：中西医如何互通、互促，让疗效更好？

医学

中医学　中西医共识　西医学

前面我从中西医相互比较中讲了中医科学性的问题，下面最终要讲到中西医之间是什么关系，它们最终会走到一个什么样的地步？

在西方医学没有传入中国之前，没有中西医之分，就叫医学，所以说不存在中医西医的差别。西方医学传入中国以后，因为二者的理论体系、治疗方法、理念上的巨大差异，人们不得不把它们分成中医和西医。中医就是中国传统医学的简称，西医就是西方西医学。

西方医学传入中国的时候有一个历史的现象，就是西医翻译成中医的时候，它借用了很多中医的术语，比如说心、肝、脾、胆、膀胱、胃、大肠、小肠，全都是借用的中医名词。"五四运动"以后，随着西方文化思想和科学知识在中国的逐渐普及，政治制度变了。要革新，要学习，要科学和民主，在这种政治的气氛下，西医在中国逐渐传播开来，中国的传统思想和科学文化就受到了严重地冲击。西医普及以后，反过来又批评中国传统文化，怎么批评呢？它们用得是中医的这些名词，但是实际上讲得根本不是中医的事，然后它再反客为主，再说你说得心的功能根本不对，你说得肝也不对，反成了它是对的，中医是不对的，就是借了人家的东西说人家是不对的，这就是披着人家的外壳批评人家。虽然是"借尸还魂"了，但是还在批评它借的"尸"，当然我用这个"尸"的比喻不是太好，说借"身"吧。

尤其是历史上有一些名人，他们把批评、谩骂中医作为一种时尚，历史上这样的大名人有好几个，我就不一一提名了，大家都知道的。对中医无知的这些知名人士，他们的言行严重迷惑了广大的百姓，成了消灭中医、损毁中医的一剂猛药。而在整个的历史中，不是因为几个人的存在就能把中医消灭掉，事实上他们多次提出消灭中医，都没能够把中医消灭，而且中医在这种被消灭的呼声中，寻找自己的出路，反而越来越发现自己体系的科学性、适用性、便利性，所以说每一次的贬损对中医来讲都是一次锤炼，使中医能够得到一个更清晰的自我认识。

由于这些以西方文化为基础的贬损中医的名人存在，使中西医之间搞得水火不容，到现在为止，西医一说中医，就是中医怎么不好，其实，他根本就不懂中医。某些中医也不懂西医，一说就是西医怎么不好，其实这些都不对。中医西医之间现在看来是水火不容的，尤其是在西医传入中国以后的早期更是那样，现在仍然有这个状况。难道中西医之间真的是水火不容吗？其实不是。当我们跳出两个争斗阵地的时候，我们就能看到它们之间不是水火不容。

首先跳出中医和西医的环境，提出一个"大医学"的概念，什么叫大医学呢？就是说这个医学能够全方位、多层次认识疾病的发生发展、疾病的预防、治疗，这个医学体系能够适用于各种差异的社会、文化、信仰、经济、自然条件下的患者，也就是说它能够在任何情况下使用，这种医学称之为大医学。

就目前的医学发展状况来看，现代的西方医学和传统的中国医学，都没有达到大医学的水平，因为西方医学到中国仍然有它解决不了的问题，中医到西方也存在问题。经济发达地区的医学到落后地区不能用，像城市的西医要到农村基层看病，没有设备的时候就不会看病了，所以说这两个大的医学体系都没有达到大医学水平的要求。

由于各个地区知识和认识对象的背景差异很大，各个不同的地区的不同时期就产生了丰富多彩的医学理论和防治疾病的手段，所以每个医学体系都有各自的防病治病优势，最适合它所处地区的疾病，不能够简单地用一种医学理论评价另一种医学理论，应该从大医学的角度来关注各个医学体系的异同，找到它们之间的差异，找到互通之处，通过语言的翻译，把它们统一起来，然后互补不足。这样就形成一个比较完善的医学体系了。

中医产生于中国古代，发展完善于中国的各个历史时期，具有明显的中国传统科学色彩。西医产生于西方的，发展完善于以自然科学为基础的世界各地，不仅仅是西方，包括东方，它具有鲜明的现代科学色彩。两者都应该成为大医学体系里面最主要的元素，两者之间存在显著差异的同时，也确实存在很多共通之处。下面就来分析一下中医和西医之间哪些是共同的，哪些是有差异的。

先看一下共同点：第一就是它们的研究对象，研究对象都是疾病的预防和诊断治疗。再看它们的最终目标，都是要把疾病控制和消除掉，提高人的生存质量，延长人的寿命，对不对？所以说它们的目标也是一致的。再来看诊断方法，中医用望闻问切，用自己的感官来收集疾病的信息，西医是视触叩听，也是用感官收集信息，所以说这点也是相同的。治疗手段都是用药物防治疾病，中医有中药，西医有西药，这也是它们共同的地方。

它们之间的差异在哪儿呢？实际上以上的共同点中就有二者的差异。就目前中医的理论和临床实践来看，中西医之间存在的差异主要表现在以下几个方面：第一个方面就是观念上的差异，中医比西医更加强调整体观念，强调天人合一，而西医比中医更加重视局部，这是它们之间的差异。第二个就是在研究方法上的差异，中医采用的是黑箱的方法，进行整体状态下的系统医学研究，西医则采用白箱方法，进行非整体状态下的医学研究，这是在研究方法上的差异。在研究内容上，中医更加重视各个组织、器官之间功能上的联系，而西医重视的是结构的联系，形态上的联系。中医重视的是功能上的联系，它忽视对形态的研究，所以中医外科没有很好地发展起来，由于西医对结构的关系研究得多一些，所以说外科、病理诊断在西医发展得很好。在疾病诊断上，中医更加重视的是临床症状和体征，西医更加重视的是实验室检查的情况，化验结果，物理检查的结果，像超声、X光、核磁、CT等，它重视的是这些，这是在诊断上的差异。在疾病防治上，中医重视的是扶正，以扶正为主，调整邪正的关系，采用的治疗方法大多数更贴近于自然，像中草药、针灸、火罐、饮食、按摩、气功，这些都属于自然界中存在的。西医更加注重用祛邪的办法调整邪正关系，就是当外邪侵犯人体的时候，盯着的是外来的病邪，就是病因，在治疗上多采用化学和手术的方法，在治疗方法上，他们人为的方法多，中医是自然的方法多。

所以，以上各个方面的差异形成了中西医各自的特色。因为有差异才有特色，而差异也表明了中西医之间存在非常鲜明的互补性，我有的你没有，你有的我没有，我强的你弱，我弱的你强，正好互补，所以中西医结合是大医学体系发展完善的一个重要途径，把它们融合到一个医学体系里，在任何情况下任何时间都能够把病治疗好，这样才是目的。

由于中西医之间存在这么多的共同点，两者又有互相结合的基础，有共同点就有基础了，不是水火不容的。又因为有这么大的差异，那么两者之间就具备了互相补充的必要，就是在大医学体系中，两者之间既有共识又有不同，而且两个医学体系都存在一个共同的未知领域，也就是中医也没有认识到，西医也没有认识到，需要大家共同努力去解决的未知领域，共同探索两者都不知道的、都还不能解决的一些医学问题，彻底地告别这种无知的、狭隘的、没有任何益处的中西医学之争，而是要去团结。

讲到这儿，有关中医的科学性就讲完了，主要是笼统的观念上的一些认识方法。

其实这一部分是更重要的，因为人们的观念就是人们的灵魂，如果没有一个正确的观念，也就是说你没有一个健康的灵魂。所以，这一部分东西看上去很空，实际上是最实在的东西。

跋

　　2002 年贾海忠博士跟随其师父史载祥教授（著名中西医结合专家、卫生部中日友好医院中医大内科主任）到江苏南通去参加其师爷、全国著名老中医朱良春教授的一个学术研讨会，我也应邀参加了这个活动，于是我们就在景色清秀、名贤辈出的江南名城相识了。短暂的接触，贾博士给我留下了一个待人宽容厚道、医药知识渊博的初步印象。这个认识在后来的深入交往中得到了验证，最终我们成为了知己好友。

　　去年底，贾博士告诉我他准备写一本对中医临床工作进行思考的书，同时邀请我待这本书完成后写序。今年 4 月初的一个下午，他兴致勃勃地来到报社，专程将该书的样稿给我送来，让我看后再写。他告辞以后，我捧着这本样书就开始读了。

　　从该书自序中得知，他利用 2008 年春节休假给他正在北京中医药大学读大学的儿子贾岱琳连续讲了很多堂课。由于这本书是从讲课的录像中整理出来的，所以书中的语句非常口语话、生活化，而不像以往专业书那样艰涩难懂，这也正具备了现在流行书的通俗性特点，所以让人读起来毫不费力。他在讲述临床案例时，生动地还原了当时的情景，让人在阅读的时候感觉就像是在看故事书一样，确实引人入胜，而且还让人感觉非常的亲切自然。需要指出的是，该书的语言虽然非常通俗化，但不是一本纯粹的科普图书，而是一本定位于中医学入门阶段的课外读本，适合刚上中医药大学的大学生以及业余中医爱好者阅读。

　　这些年来大家对中医教育现状的不满越来越多，很多人都认为培养出来的不少中医博士不会治病，只会做小白鼠实验。如果培养的是从事实验室、药理学等方面研究的博士，不会治病也不奇怪，他们不会做小白鼠实验才是怪。但是如果我们培养的是临床方面的博士，不会治病而只会"玩"小白鼠"游戏"，这就不仅可笑，而且荒唐了。前些年有的中医药大学办了"传统医学增强班"，在中医教育西化得如此"猖獗"的今天，办这样的班本来应当予以"表扬"，但却总给人一种很别扭的"黑色幽默"的感觉，反观西医院校，有哪一所办过"西医学增强班"？当然了，办总比不办要好。如果中医真的不能治病，不办也罢，甚至将中医药大学都关闭了更好，以免祸害广大患者。既然中医能够在健康保健事业中发挥作用，国家也大力支持发展中医药事业，为何我们不在遵循中医药发展规律的前提下，制定切实可行的"游戏规则"呢？这也难怪有人说："不是中医不行，而是学中医的人不行。"其实，这也不能怪学中医的人，包括中医药大学的学士、硕士和博士，而应当问责中医教育体制和没有顾及中医医疗特色的医院管理制度。

不过，贾博士却是一位会治病的博士。因为他的师父、师爷都是全国名气很大的临床大家，名师出高徒，加之他又勤奋好学肯钻研，还非常善于将中医药经典理论运用于临床实践中，并且对临床中的很多问题都有个人独到的见解和思考，经过近30年在中医药领域中的熏陶和磨练，终于成为一位名副其实的会治病的中医博士。在2008年3月13日，他还与九十高龄的师爷一起做客新浪，向广大网友介绍中医药的治病优势，这也证明了他的临床水平和影响力。

读罢这本样书，使我得到了几点启示，现奉献出来与各位读者共同分享。

一、环境影响人才的成长

贾博士于20世纪60年代初出生在河北农村，那时农村比较贫穷，也缺医少药，如果患了一些不是很严重的疾病，还主要靠老百姓自己掌握的一些民间疗法治疗。他在小时候遇到一些病痛时，他母亲就是用土方法治疗的，如腹泻，就用滚烫的炭往醋里一淬，喝下醋就好了；拉痢疾则吃马齿苋与玉米粉蒸成的窝窝头就行了；创伤出血了，用锅底黑粉往伤口上一按就止血了……后来一次手疼，他母亲没招了，就带他去找当地一位中医治疗，结果经过针灸后止住了疼痛，使他有了第一次接受中医针灸治病的经历。

这些确实能够解决疾病痛苦的民间疗法和针灸疗法，在他小小年纪的脑海中留下了深刻的印象。这种从小就亲眼目睹了广泛使用中医药治病、同时也亲身体会过中医药治病的经历，对他日后坚定信心学中医、用中医，起到了潜移默化的类似"胎教"的作用。我在上大学时就发现，农村来的同学对中医药的学习热情更"高"一些，理解能力也要"强"一些。这与当时我国农村相对来讲缺乏现代科学知识，多一些中国传统习俗是否有关呢？现在的小孩，先不说城里的孩子，就先说农村里的小孩，生了病以后，家长多数时候首先找西医治疗，因此，他们也就对中医产生了"陌生感"。

即使在不少中医药大学里，有的老师也已经"现代化"了，大学生们在临床上看到的是老师娴熟地开化验单、B超检查单和西药，却没有或少有亲眼目睹老师用纯中医的方式解决临床疑难问题，所以，同学们怎能有用中医治病的信心呢？是老师没了功夫还是中医真的不行呢？文化习俗环境和所跟的师父这两个因素，对中医临床人才的成长具有不可忽视的重要影响。贾博士在农村生活的人生经历证明了环境因素，对人的认知具有非常大的影响。而他在跟随师父临床中，耳濡目染，也进一步强化了这种认知，更增强了用中医药治病的信心。所以说"适宜的环境"和"好师父"是学好中医必不可少的两个重要条件。

二、必须主动争取临床实践机会

贾博士的家乡是食道癌的高发区，因此而死亡的乡亲、熟人很多，所以他在高中毕业时就立志要当一名医师，希望能够把这些食道癌患者都治好，这个立志的过程颇似医圣张仲景的从医经历。张仲景在《伤寒论》序中自述到："余宗族素多，向余二百，建安纪年以来，犹未十稔，其死亡者三分有二，伤寒十居其七。感往昔之沦丧，伤横夭之莫救。"遂立志从医，"勤求古训，博采众方"。

由于贾博士是村里第一个考上大学本科的，而且学得是中医，因此在他上大学二年级春节放寒假回家时，亲戚的邻居就请他去治疗已经输液一个多月而不愈的病。虽然他"学徒还未满师"，心里既紧张又没数，但推脱不了，还是去给那位乡亲看病了。用他学到的那点功夫，经过一番辨证处方，结果竟然取得了疗效。这第一次"冒险"行医，使他深深地体验到了中医药的神奇，也从患者的喜悦中感受到了当医生的荣誉。

在大学期间，贾博士有次在西医院的内科病房临床实习，当时有位患者哮喘病突然发作，带实习的西医老师立即给患者开了西药，让护士到药房去取。看到患者痛苦不堪的样子，他就主动请求老师让他用针灸试试。在取得老师同意的情况下，他给患者实施了针灸治疗，迅速缓解了患者的痛苦，结果护士取回来的药已派不上用场了。这再一次让他感受到了中医药的力量和学以致用的成就感。

如果一个中医临床博士只是满足于纸上谈兵和完成一个个小白鼠的科研，没有将全部身心投入到迷人的临床实践中去，即使完成了若干科研课题和发表了若干论文，也永远不能直接取得中医治病的临床收获，更不可能体会到用自己的智慧解除患者痛苦的快乐。在现代条件下，中医的这种实践机会有时候还需要自己去寻找、去争取，否则就会拱手让给西医。长此下去，中医的实践机会将会越来越少，没有了丰富的实践，临床诊疗水平又怎样能够提高呢？而贾博士则是一位善于寻找实践机会的中医，正因为如此，他的临床诊疗水平才提高得非常快。疗效好了以后，来请他看病的患者自然也会随之而增加，这又给了他更多的实践机会。

三、要做头脑清醒的"明智之医"

要想成为一名出色的中医临床专家，必须善于思考和总结临床经验。如果实践机会再多，但不注意研究提高，是治不了疑难疾病的，至多也就只能简单地开开处方、治一些常见小病。这种思考包括了两方面的内容，一是要正确地运用中医经典理论指导临床实践，还要将自己学习过的名医经验灵活地运用于诊疗中；二是要及时总结自己在临床实践中的一些经验和心得，最好还能将其上升为理论。否则，有可能看了一辈子的病，也练就不了一身好功夫，即使治好了几个病，有时也会不明所以。

从贾博士写得这本书中，我们可以看到不仅有他对中医经典理论学习的心得和临床运用的体会，甚至还有对一些经典理论提出的一些质疑。虽然他提出的这些看法还有待学术界的认可，但至少说明了他在思考、他在探索。比如，他在书中提出了"阴阳节律与寒热节律为什么不同步""为什么证实质研究没能提高疗效""'症、病、证'指导临床的具体价值""'虚实真假''寒热真假'与'脉症从舍'的理论性错误""主观感受和客观检查结果哪个更重要""为什么辨证无误而治疗无效""治此愈彼的原理是什么"等极有学术价值的问题。在书中他还对中医的发展和教育存在的问题提出了自己的看法。

　　由于这本书是贾博士给儿子的授课之作，希望将他自己学医的种种收获系统地传授给正上中医药大学的儿子，使其获得一条学医的捷径，因此他用了大量的篇幅，展示了自己在临床上的一些经验和独家的技巧，如："心血管病防治如何突破""支饮诊治经验""怪病嗳气如何治疗""戏医症如何治疗""运动性损伤的速效疗法""醒神药在失眠中的应用技巧"等。还提出了一些具有探索性的问题，如："如何辨证应用西药""五苓散不是利水方""药物超感官属性是否具有重要意义""人参上火出血有没有积极意义"等。公开临床心悟和经验，以前这些中医技能都是密不外传的。如今贾博士却怀着仁爱之心，将其公布出来，希望能够被更多的中医师应用，以造福于众。由此可见，他在做学问上所具有的无私奉献精神，在做人上所表现出的仁爱和厚道。

结　语

　　由于现在对知识分子晋级的管理体制存在着种种问题，导致很多人为了职称拼命地"拼凑"论文，再找关系发表。因此，很多学术杂志上发表的文章，其中的水分太大了，让人难以相信。贾博士早已晋升主任医师，根本就没有了晋升职称之忧，而且也已"丰衣足食"，就是说这已排除了他为个人私利而写书的嫌疑。俗话说：爱子莫如父。又说：爱子当教子。这本书是贾博士给他儿子讲课的内容，如果不是他的心得和自己认定的正确的知识，他能去骗自己的儿子吗？因此，他书中的绝大部分内容是可信的，也是值得读者在临床实践中去学习借用的。这也是我向大家推荐的一个重要理由。

　　我认为，这本书基本反映了贾博士近 30 年来学中医和用中医的心路历程、学术生涯、临床心悟。那些深深浅浅的思考和无数临床案例，充分证明了他在现阶段已经达到的临床诊疗能力和水平，也证明了他没有辜负师父、师爷的教诲和期望。在我的这篇拙文结束之际，我发出一个期待，希望贾博士在未来能够成为一个有更大影响的临床大家。需要强调的是，这不是他个人的名利问题，而是中医药事业需要培养更多的优秀中医人才。社会多造就一个名医，就是为患者多添了一份生命健康的希望。

毛嘉陵

2008 年 4 月